プライマリ・ケアの現場で役立つ

一発診断100

一目で見ぬく診断の手がかり

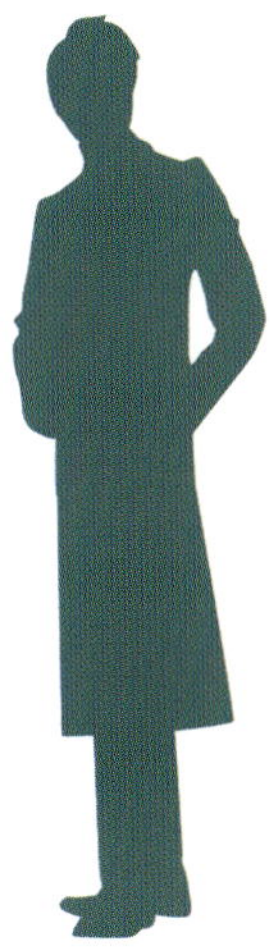

[著] 宮田靖志 北海道大学病院　地域医療指導医支援センター／卒後臨床研修センター
中川紘明 利尻島国保中央病院

◉著者略歴

宮田靖志

北海道大学病院地域医療指導医支援センター／卒後臨床研修センター　特任准教授

1988年自治医科大学卒業．総合医として愛媛県の診療所，中核病院にて地域包括医療に従事．2000年より札幌医大にて総合診療部門の立ち上げと学生・研修医への総合診療教育に従事．米国でのプライマリ・ケア／総合診療部門での客員研究員を経て，2010年より現職．学生，研修医とともに臨床推論の勉強を楽しみながら，総合力のある臨床医の育成に取り組む．

中川紘明

利尻島国保中央病院　院長

2001年自治医科大学を卒業し，札幌医科大学地域医療総合医学講座に所属する．
その後，松前町立松前病院，道立羽幌病院，道立焼尻診療所，黒松内町国保病院，市立根室病院等を経て，2008年から利尻島国保中央病院に赴任．義務年限終了後も，医療ニーズに合わせた離島医療の充実を目標に島に残留．研修医教育にも興味があり，研修医を多く受け入れて，離島医療のおもしろさ，自分の仕事が地域から喜ばれていることを肌で感じてもらっている．

はじめに

◉瞬時の判断は臨床医の重要な能力◉

日常臨床の診断過程において，私たちは，実は特に熟考することもなく，パターン認識で瞬時に診断していることが多いのではないでしょうか（少なくとも私はそうなのですが……汗）．ところが，熟考しないで診断するなんて慎重さが足りない，とあたかも悪いことでもしているように思われてしまうので，パターン認識で瞬時に診断したことを胸を張って公言することは，あまり多くないように思います．しかし，果たして本当にパターン認識による診断はよくないことなのでしょうか？

最近の認知心理学的研究によれば，人は意識することなく瞬時に意思決定をしており，しかもその決定のほとんどは間違っていなかったということが明らかになってきています．G. Klein著「Sources of Power：How People Make Decisions」（邦訳：決断の法則：人はどのようにして意思決定するのか？）」の中で，火災現場で人命救助にあたる消防士の意思決定について，筆者は詳細な調査を実施し，プレッシャーの高い状況での判断のプロセスを明らかにしています．熟練した専門家である消防士は，「意思決定などしない．いくつかの候補を比較検討することもない」といいます．しかし，彼らは一様に的確な判断を下していました．ここでは，「認知的意思決定」とよばれるプロセスが明らかにされ，経験とメンタル・シミュレーション（想像力）の重要性が強調されています．

また，T. D. Wilson著「Strangers to Ourselves：Discovering the Adaptive Unconscious（邦訳「自分を知り，自分を変える―適応的無意識の心理学」）では，「意識は氷山の一角というより，氷山の上の雪玉に近い．こころは高次の洗練された思考を無意識に委ねることによって，最も効率的に働く」として，一気に結論に達する脳の働きを「適応的無意識」と表現し，「環境を即座に，そして非選択的に評価し，明確化し，解釈し，行動を開始させる」という生存に有利に働く能力が進化的に選択されている，と解説しています．

最近話題になったM. Gladwell著「Blink：The Power of Thinking Without Thinking」（邦訳「第1感『最初の2秒』の『なんとなく』が正しい」）でも適応的無意識が取り上げられ，さまざまな状況や行動のパターンを，ごく断片的な観察から読み取って瞬間的かつ無意識のうちに認識する能力（輪切りの力“thin slices”）について，いくつもの事例をあげて説得力のある説明がされています．さらに，G. Gigerenzer著「Gut Feelings：The Intelligence of the Unconscious」（邦訳「なぜ直感のほうが上手く行くのか？—『無意識の知性』が決めている」の中でも，直感の有用性とその意思決定の仕組みが丁寧に解説されています．この中では医療における直感の重要性も取り上げられており，“医療では少ないに越したことはない”として，「医師の直感は，誤解・敬遠される危険が付き物の複雑な手法のみならず，単純な経験則でも磨くことができる」有用なものであり，効率のよい医療にもつながるものであるとも述べられています．

かの有名なシャーロック・ホームズは，言わずと知れた名探偵です．探偵が事件を解決するのは，医師がわずかな手がかりから患者を診断するのに似ています．自身も医師であったコナン・ドイルは，シャーロック・ホームズにこう語らせます．

“長年の習慣から，思考の列車は素早く私の心を通り過ぎ，中間的なステップを意識することなく結論に到達するのである．”

われわれ臨床医の診断の思考過程においても，瞬時に判断する力＝“一発診断（snapshot diagnosis）”は，もっと注目されてよさそうです．プライマリ・ケアの診療の中で展開される一発診断のおもしろさを楽しんでみましょう！

2011年9月吉日

宮田靖志

● CONTENTS ●

はじめに ―― 宮田靖志 iii
総論 そもそも一発診断って何だろう？ ― 私にもできる？ エキスパートの思考法 ― ―― 宮田靖志 1
各論 ―― 中川紘明・宮田靖志 9

1 病歴で一発診断

1 足が痛くて歩けないんです…… ―― 10
2 腕を動かさないんです…… ―― 11
3 2日前から頭が痛いんです…… ―― 12
4 ブチッと音がしてから歩けなくなったんです…… ―― 13
5 導尿の尿がだんだん赤くなっていくんです…… ―― 14
6 サバを食べたら蕁麻疹が出てきたんです…… ―― 15
7 真っ赤な便が出たんです…… ―― 16
8 突然胸が痛くなったんです……と10歳代の男児が ―― 18
9 喉が痛いんですと女の子が…… ―― 19
10 咳がなかなか治らないんです…… ―― 20
11 左胸が痛いんです…… ―― 22
12 トイレで倒れたんです…… ―― 24
13 下顎が刺すように痛いんです…… ―― 25
14 足に発疹が出たんです…… ―― 26
15 診察中にひきつけを起こした?!…… ―― 27
16 風邪がなかなか治らないんです…… ―― 28
17 手がふるえるんです…… ―― 29
18 ひきつけを起こしたんです……と1歳10ヶ月女児の母が ―― 30
19 手足がむくんで痛いんです…… ―― 31
20 下腹の調子が悪くて，おしっこが近いんです…… ―― 32
21 下腹が痛いんです……と風邪薬を飲んだ高齢男性が ―― 33
22 お腹が張るんです…… ―― 34
23 急にブツブツが出たんです……と10ヶ月女児の母が ―― 35
24 食事をして休んでいたら気を失ったんです…… ―― 36
25 最近転びやすいんです…… ―― 37
26 胸が痛いんです……と8歳の男児が ―― 38
27 急に目のまわりが腫れてきたんです…… ―― 39

28 今朝からめまいがするんです…… 40
29 おしっこが近いんです……と70歳の女性が 42
30 ゼーゼーするんです…… 43
31 急に息苦しくなったんです…… 44
32 歩くと足がしびれてくるんです…… 46

2 身体所見で一発診断

33 歩くと息苦しいんです……① 48
34 足がむくむんです…… 49
35 足の裏が痛いんです…… 50
36 物忘れがひどくて，歩けなくなってきたんです…… 51
37 転んで太ももが痛いんです…… 52
38 太ももの外側がしびれるんです…… 53
39 指がしびれて，力が入らないんです…… 54
40 肘が痛いんです…… 56
41 急に立ちくらみがしたんです…… 57
42 手足がむくんで，関節が痛いんです…… 58
43 立ちくらみを繰り返してるんです…… 59
44 腕がしびれて，だるいんです…… 60
45 首が腫れて痛いんです…… 62
46 陰嚢が痛いんです…… 63
47 熱が出て，おしっこが出にくいんです…… 64
48 うまく歩けないんです…… 65
49 物がだぶって見えるんです…… 66
50 熱が出て喉が痛いんです…… 67
51 手がしびれるんです…… 68
52 息苦しいんです…… 70

3 視診で一発診断

53 歩くと息苦しいんです……② 71
54 白眼が赤いんです…… 72
55 肩をぶつけてから腕があがらないんです…… 73
56 急に胸がドキドキし始めたんです…… 74
57 物がつかみにくいんです…… 75
58 胸が張って痛いんです…… 76
59 歩くと息苦しいんです……③ 77

60 指が白くなるんです……と10歳代の男性が 78
61 ぶつけてないのに，青あざができるんです…… 80
62 指の関節が時々痛むんです…… 81
63 最近よく転ぶんです…… 82
64 額にブツブツができたんです…… 83
65 手が黄色いんです…… 84
66 痛がゆい発疹が出たんです…… 85
67 顔が腫れて痛いんです…… 86
68 足がかゆいんです…… 87
69 爪が白いんです…… 88
70 まぶたが腫れて，痛いんです…… 89
71 白眼のふちが盛り上がっているんです…… 90
72 蓄尿バッグが紫色になっているんです…… 91
73 目が痛くてぼやけるんです…… 92
74 むこうずねに押すと痛い発疹が出たんです…… 93
75 口から水がこぼれるんです…… 94
76 声がかすれるんです…… 96
77 熱が出て，口のまわりにぶつぶつが出てきたんです…… 97
78 膝が痛いんです……と12歳の男子が 98
79 手足に発疹が出て痛いんです…… 99
80 手のひらが赤いんです…… 100
81 臍に何かゴロゴロしたものがあるんです…… 101
82 おちんちんを痛がるんです…… 102
83 歩くと息苦しいんです……④ 103
84 指が引っかかって伸びにくいんです…… 104
85 耳朶に溝があるんです…… 105

4 検査で一発診断

86 肩が痛くて動かせないんです…… 106
87 首が痛いんです……と3歳の男児が 107
88 足がしびれて吐き気がするんです…… 108
89 急にお腹が痛くなったんです…… 109
90 血小板の値が低いといわれたんです…… 110
91 転んでから肘が痛いんです…… 111
92 手首が痛いんです…… 112
93 手足がむくんでるんです…… 113

94 食欲がないんです…… 114
95 吐き気がするんです…… 115
96 腰が痛いんです……と10歳代の男性が 116
97 腰が痛いんです……と中年女性が 117
98 首が痛いんです…… 118
99 肝臓の数値が高いんです…… 119
100 足を引きずって歩くんです…… 120

⦿参考文献 122

⦿索引 128

健診・検査で偶然撮れた，思わず困ってしまいそうな画像

一発診断エクストラ

中川紘明

①72歳女性．健診で……心陰影に重なる円形腫瘤影？ 17
②76歳男性．外来の定期検査で……フリーエアー？ 23
③64歳女性．ついでにここもみてくださいと……膝窩に脂肪腫？ 45
④40歳男性．虫垂炎を疑って腹部X線写真を撮ってみたら……虫垂の石灰化？ 47
⑤54歳女性．職場健診で……慢性気管支炎？ 61
⑥58歳男性．健診で……下葉の陳旧性石灰化病変？ 69

総論

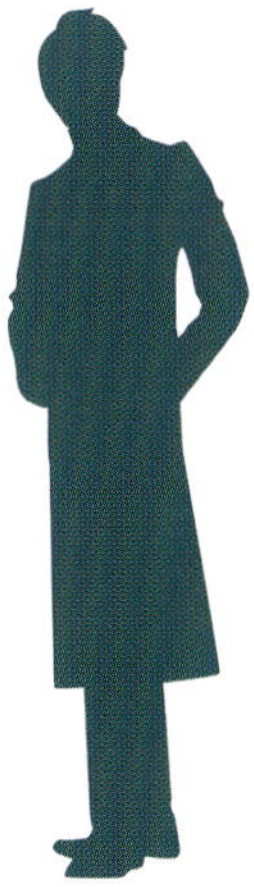

そもそも一発診断って何だろう？
― 私にもできる？　エキスパートの思考法 ―

プライマリ・ケア診療での診断は“不確実性”に満ちているので難しい！

医療は不確実であるとよくいわれます．診断においては，例えば下記のようなことがその要因としてあげられます．

- 問題解決に必要な情報は時間をかけて収集されるので，最初からは利用できない
- 問題がダイナミックで，解決のプロセス中に変化する
- 問題解決の方法はその状況に特異的で，一般化できないことが多い
- 問題がいつ解決されたのか不明確であり，不確実な状況で解決のための追究をいつ止めるかの決断に迫られる
- 病状により，完全な情報収集ができる前に治療を開始することも多い
- 患者が完璧で正確な情報を提供してくれるとは限らない
- 患者は診断がつかないまま治療され治っていくこともある

これらはプライマリ・ケアの日常診療に関わったことのある医師なら誰でも感じていることだと思います．特に，多くの患者を時間制約の中で診療するプライマリ・ケア外来の困難さは，初心者のみならず，経験を重ねた医師でも常に感じていることです．われわれは，多くの場合，診断にじっくりと時間をかけていられない状況におかれています．

果たして，プライマリ・ケア診療での診断はとても困難で，時に過ちを犯しやすいものになってしまいます．こんな状況の中で活躍するのが，一発診断です．

意思決定のプロセスは大きく2つに分類される

では，一発診断は，人の思考プロセスにおいて，どのように理解することができるのでしょう？

人の判断に関する心理学的研究において，重要な進歩がこの20年の間にあったといわれています．その1つが，dual-process theoryといわれるもので，決断の2つのシステムが提示されています（表1）．

non-analytic reasoningは，過去の経験と比較して現在のケースを考えるパターン認識であり，analytic reasoningは，データをもとにして思考していく前向きの流れです．エキスパートになるほど非分析的方法を用いるといわれており，これは私たちの日常臨床の実感とも合致しています．これが一発診断です．

一方，初心者は，非分析的思考による誤診で引き起こされる結果を恐れるため，この方法を使わな

いことが多く，そもそも過去の経験がないため，なかなか直観的に判断することはできません．しかし，初心者の限定された体験でも，それをじっくり振り返り，自分の頭の中でパターン認識のシナリオを作っていくことは，以後の臨床において非常に有用なことです．

初学者のうちから少しずつ直観的な判断のトレーニングを行い，自信をもって直観を使うようになっていくことが重要であるといえます．

表1 2つのシステムの対比

システム1	システム2
非分析的，直観的思考 non-analytic reasoning	分析的思考 analytic reasoning
・経験に導かれる ・限定された合理性（自己の限定された能力の中で満足のいく解決を求める） ・ヒューリスティクス（経験則） ・ゲシュタルト効果／パターン認識 ・thin-slice samplingによる素早い判断（直感的なファーストインプレッションに依存） ・無意識的な思考理論 ・不確かな状況下で作動	・仮説演繹 ・非限定的合理性 ・規範に従った推論 ・批判的，論理的思考 ・明瞭な分岐ポイントをもつ分岐図のアルゴリズム exhaustion strategy（すべての可能性のあるデータを集め判断） ・思慮深い，合目的的思考 ・理想的（限界がない）状況下で作動

◆非分析的と分析的思考プロセス—“パターン認識”と“仮説演繹法”

非分析的と分析的の2つの思考プロセスのシステムは，臨床診断におけるパターン認識（pattern matching）と仮説演繹法（hypothetico-deductive reasoning）に対応させることができます．この2つの診断方法はすでによく知られていますが，その特徴については**表2**のような面白い知見が得られています．

表2 パターン認識と仮説演繹法

パターン認識
•現症を同様のillness script（経験した症例が頭の中でその状況の典型的なケースとして物語のような形になって頭の中で保持されているもの）にマッチさせる •パターン認識は，患者と向き合って10秒以内に起こる •医師の過去の経験に強く依存する •視覚的診断の際によく用いられる（皮膚科，X線，病理診断，など） •記憶に蓄積されたillness scriptに合致させられない時，可能性の高い診断を考えられなかった時には，質問するのを止め身体診察に移行する •身体診察は，取り上げた仮説やパターンを確定したり，否定したり，まったく異なった仮説やillness scriptを選ぶために用いられる
仮説演繹法
•患者と向かい合った瞬間から言語的・非言語的情報を通じて診断仮説形成が始まる •患者と対して28秒後から始まり，1～7分で正診に至る •仮説形成が早いと間違う，というわけではない •むしろ，仮説形成が早いほど正しい仮説である傾向がある •仮説は過去の経験や知識の結果に導かれている •初期仮説の数は短期記憶（7項目が限界）に依存しており，2～6つに限定される •可能性の高いもの，重症なもの，治療可能なもの，珍しいもの（珍しい疾患のほうが長期記憶から引き出されやすい）に従って仮説がランク付けされる •仮説を確定する証拠を探すことがじっくりと行われ，しばしば時間がかかる •この確定作業にもエラーがつきまとう

一発診断成功の第一歩は，現症を自分の中に保持されている illness script にいかに素早く合致させることができるかということです．

◆実際のところ，エキスパートの思考過程はどうなっているのか？

臨床判断をする際，多くの場合，経験ある臨床医は，illness scriptがストックされている頭の中の大きな“メンタル図書館”から，眼前の現症に最も合致するscriptを短時間のうちに選択するという非分析的な方法，すなわちパターン認識を用います．このように直観的に問題を認識し，解決策を同定し，行動を決断するという能力が，エキスパートと初心者の違いです．この際に，エキスパートは直観的に全体像を把握し，ある部分の現症にいたずらに引きずられることなく，部分と全体の関係を理解して結論を導きます．もちろん，安全のために最終決断までに2，3の代案を検討しますが，エキスパートはあらゆる代案を論理的かつ体系的に比べるのではなく，少数の確証的根拠を探索して代案を検討し，素早く結論を導きます．

一方で，経験のない目新しい，不確かな，複雑な状況では，より分析的な方法にスイッチし，ゆっくりと，熟慮して，選択的にデータを収集し，演繹的に可能性を絞っていく分析的方法をとります．また，特に難しい状況では，病態生理学的原則やアルゴリズムを用いた方法でも補完します．これは初心者がよく用いている方法でもあります．

このように，非分析的，分析的思考プロセスは対立し完全に分離しているものではなく，連続している，あるいは統合されていると考えられています(cognitive continuum theory)．つまり，優秀な問題解決者はnon-analyticプロセスとanalyticプロセスのコーディネーターであり，直観を働かしながら分析的にも考えるというわけです（図1）．

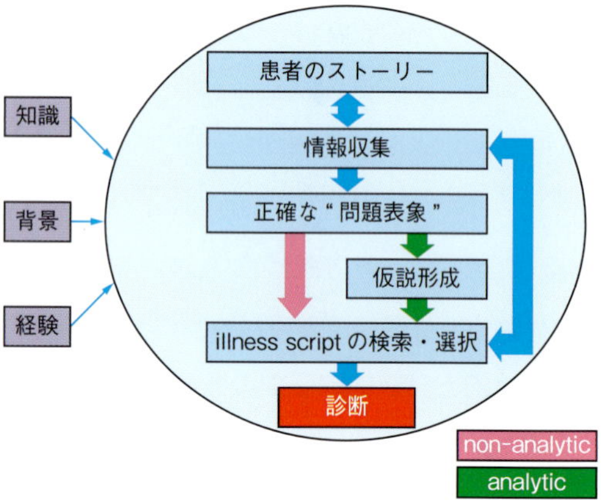

図1 診断のプロセス
(Bowen JL：Educational strategies to promote clinical diagnostic reasoning. N Engl Med 355：2217-2225, 2006より引用改変)

◆限られた情報で診断する一発診断で大丈夫なのか？

診断プロセスのフェーズは，データ収集，データの統合と処理，診断の確定に分けられます．一発診断に限らず，すべての診断プロセスの最初のステップは，もちろんデータ収集です．一発診断の情報収集は，当然のことながらごく短時間に簡潔に行われます．よって集められる情報はごく限られたものになります．この限られた少ない情報で最終診断をするのが一発診断なのですが，このような不十分とも思える情報で判断してしまって本当に大丈夫なのかと疑問がわいてきます．

しかし，これまでの研究では，次のようなことが明らかになっています．

- 診察の時間や収集されたデータの量は診断の正しさとは関連しない
- すべての情報を収集する必要はなく，むしろ短期記憶には情報量が多すぎることは負荷が大きく，臨床決断のプロセスにとっては有害である
- 情報量と予測の質は，逆U字型の形をとる
- 多くの医療状況のような，あいまいさが大きい時には，しっかりとした予測を立てるためには，利用可能な情報の一部を無視する必要がある

より多くの情報を使った意思決定は，少ない情報によるものよりも常によいものになるのかというと，実はそうではないのです．実際，さまざまな分野のエキスパートは，驚くほど少ない情報に基づいて判断を行っていることがわかっています．分野は違いますが，ゴルファー，ハンドボールプレイ

ヤーなどのスポーツ選手も，意思決定の時間がほとんどない時，頭に最初に浮かんだものに基づいて行動しているそうです．

瞬時に収集した限られた情報で一発診断することは妥当なこととされています．

◆一発診断の弱点とは？—“メタ認知”を働かせよう！

ただし，一発診断にも弱点はあります．早合点して失敗するということは，多くの臨床医が経験していることです．パターンが完全に一致していないのに最終診断としてしまうと痛い目にあいます．この早合点のメカニズムは，ヒューリスティクス（経験則）の誤った使用，バイアス，認知反応傾向（cognitive disposition to respondの著者による訳）として解説されています．このうち最も重要なものが表3の3つです．

表3 一発診断の弱点

availability heuristics（利用可能性）	・印象に残っている心に浮かびやすいものを，より頻回に考慮してしまう ・事前確率を無視してしまう
anchoring heuristics（投錨） confirmation bias（確証バイアス）	・診断のあまりにも早期に，現症の特殊な点に固執してしまう ・仮説を棄却するような根拠よりも，支持するような根拠ばかりを探そうとしてしまう
representative heuristics（代表性）	・典型例に似ていることを過大評価してしまう

これらの罠が待ちかまえていることを，頭の片隅においておかなければなりません．そして，常に事前確率をよく考え，また，あえて仮説に合致しない証拠を探してみることを行い，罠に陥らないようにすることが重要です．このケースで直観は十分か？　バイアスがないと自信を持てるか？　と常に自問する必要があります．

エキスパートは体験を注意深くシステマティックにモニターして制御すると同時に，必要な時には素早く直感的に行動するといわれています．つまり，エキスパートは一発診断の際に早合点の罠に陥らないよう，その思考過程から一歩下がって自分の思考自体をチェックしているのです．この基礎となるのがメタ認知といわれるものです（図2）．メタ認知とは，考えることについて考える能力で，自分自身の考えから離れて立つことができる自己批判の能力です．メタ認知はエキスパートの思考プロセスとされます．

エキスパートのみならず，初心者もメタ認知を働かせながら直観力を鍛えていく必要があります．メタ認知能力を高めるためには，事例の中で自分がどのような思考過程で結論を導いたのかを，日頃から振り返る訓練をするのがよいでしょう．特に，判断を誤った事例をじっくりと振り返ることは有用です．これにより，自分がどのような思考過程をたどりやすいのか，どういう時に判断を誤りやすいのかをじっくり検討し理解することができます．

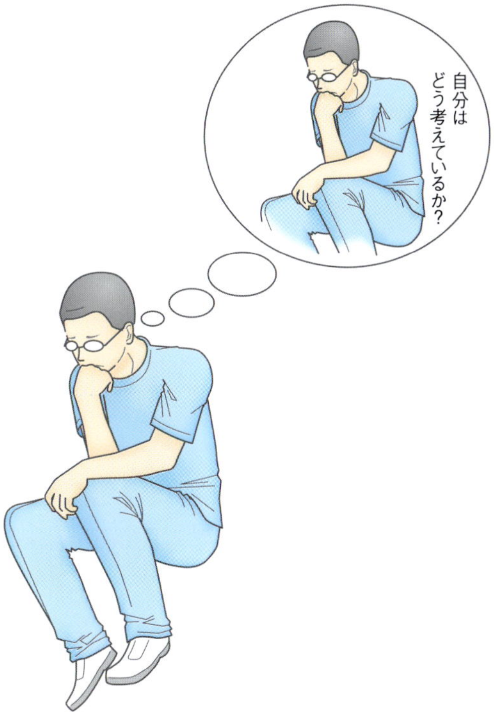

図2 メタ認知

一発診断の磨き方 ～多様な経験と単純化の技術～

一発診断の基礎となるのは，やはり何といっても数多くの経験です．しかし，ただ漫然と多くの経験を積んでも一発診断はできるようになりません．経験した症例をじっくりと吟味することを繰り返して，多様な illness script を作ることが重要です．そして，それを頭の中にきちんと整理して蓄積することで初めて一発診断がうまくできるようになります．

多様な illness script とはどういうことでしょう？　1つの疾患は，実は何種類かの illness script を持っています．例えば，救急室に運ばれてくる心筋梗塞患者と診療所に歩いてやってくる心筋梗塞患者の illness script はまったく異なっています．前者は胸痛に苦しみ血圧低下のために冷や汗をかいて救急車で運ばれてくるのがその1つでしょう．一方，後者は，2，3日前から時々心窩部痛を訴えていた高齢者が今朝からその痛みが持続して差し込むようになったといって歩いて診察室に現れるのが1つでしょう．この2つの症例はまったく異なるストーリー，すなわち illness script として理解されるでしょう．よって，一口に心筋梗塞といってもまったく別の形の illness script が別々に頭の中に蓄積されていなければなりません．このように1つの疾患に対して多様な illness script を蓄積しておくことができれば，適切に一発診断ができるようになります．

十分量の多様な illness script を蓄積するためには，さまざまな診療状況でさまざまな疾患を経験しておくことが必要です．ただ，そのような十分量の経験を積むには時間がかかります．そうすると，それまでには一発診断ができないということなのでしょうか？　もちろん，そんなことはなく，病院でのカンファレンス，学会の症例検討，さまざまな書籍でのケーススタディなどにより，illness script を増やしていくことでも一発診断は可能となります．

そこで本書では，多様な illness script 形成の手助けとなるよう，プライマリ・ケアの日常臨床でよく遭遇する100症例を提示しました．ここで重要なことは，illness script を形成するには，本書を漫然と読んだり，単にさまざまな診療状況でさまざまな疾患を経験したりするだけではうまくいかないということです．**患者がどのようにして診察室に現れ，どのように症状を訴え，どのような所見を呈し，どう診断したのか，**この一連の流れを，**重要な情報だけに絞って単純化**して illness script を作っていくようにすることが大切です．このために本書では，患者の属性，現症，診断のために注目したポイント，鑑別診断のリストとその棄却の仕方を，ごく単純化して提示しました．

実際の臨床では患者さんはもっと多くの症状，所見を呈するのが普通です．さまざまな情報に溢れる実際の症例において，本書で提示したような重要なポイントだけに注目し，余分な情報をそぎ落として症例を単純化することで illness script を浮かび上がらせることができるようになると，うまく一発診断ができるようになります．

数少ない，限られた医療資源の中で診療するプライマリ・ケアの現場で一発診断がうまくできるようになれば，プライマリ・ケア医の日常臨床はスムーズで効率のよいものになっていくでしょう．さあ，うまく直観とメタ認知をブレンドして，一発診断のトレーニングに取りかかりましょう！

◉参考文献

◆分析的方法と非分析的方法

Mamede S et al：Breaking down automaticity：case ambiguity and the shift to reflective approaches in clinical reasoning. Med Educ 41：1185-1192, 2007

Croskerry P：A universal model of diagnostic reasoning. Acad Med 84：1022-1028, 2008

Eva KW：What every teacher needs to know about clinical reasoning. Med Educ 39：98-106, 2004

◆直観的，非分析的方法

Norman G et al：Non-analytical models of clinical reasoning：the role of experience. Med Educ 41：1140-1145, 2007

Wegwarth O et al：Smart strategies for doctors and doctors-in-training：heuristics in medicine. Med Educ 43：721-728, 2009

Greenhalgh T：Intuition and evidence-uneasy bedfellows？ Br J Gen Pract 52：395-400, 2002

Quirk M：Intuition and metacognition in medical education. Springer, New York, 2006

◆医療の不確実性，仮説演繹法とパターン認識法

Kuhn GJ：Diagnostic errors. Acad Emerg Med 9：740-750, 2002

Croskerry P：Achieving quality in clinical decision making：Cognitive strategies and detection of bias. Acad Emerg Med 9：1184-1204, 2002

◆イルネス・スクリプト

Norman G：Research in clinical reasoning：past history and current trends. Med Edu 39：418-427, 2005

Charlin B：Scripts and clinical reasoning. Med Educ 41：1178-1184, 2007

◆メタ認知

Croskerry P：Cognitive forcing strategies in clinical decision making. Ann Emerg Med 41：110-120, 2003

Croskerry P：The cognitive imperative：thinking about how we think. Acad Emerg Med 7：1223-1231, 2000

◆推論エラーの予防

Scott IA：Errors in clinical reasoning：causes and remedial strategies. BMJ 339：22-25, 2009

Croskerry P：Achieving quality in clinical decision making：cognitive strategies and detection of bias. Acad Emerg Med 9：1184-1204, 2002

各論

1　病歴で一発診断

2　身体所見で一発診断

3　視診で一発診断

4　検査で一発診断

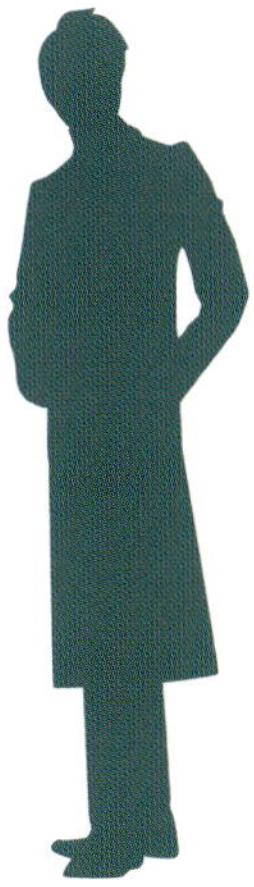

1 足が痛くて歩けないんです……

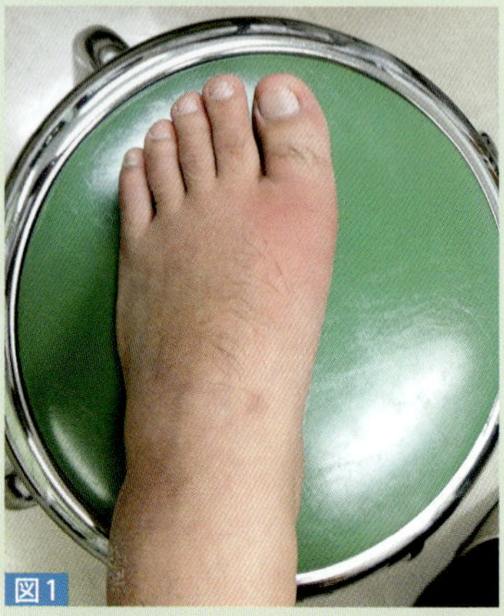
図1

症状 朝起きたら左第１指の付け根が痛くて歩けないため受診した肥満傾向のある42歳の男性．外傷はなく，今までも何度か同じ症状を繰り返している．診断は？

所見 左第１中足趾節（MTP）関節とその周囲に発赤・腫脹を認める（図1）．

一発診断：痛風

解説

- 急性単関節炎を発症している．鑑別疾患として，結晶誘発性関節炎（痛風・偽痛風），外傷性関節炎，化膿性関節炎があげられる[1]．X線写真で骨折・石灰化はなく，今までも何度か同じ症状を繰り返していることから痛風と診断した．
- 痛風は尿酸塩が関節内に析出して起こる結晶誘発性関節炎の１つである．中年男性に好発し，第1MTP関節，膝関節，足関節に多い[1]．第1MTP関節は身体の末梢にあるため，温度が低く，尿酸が析出・沈着しやすいため，最も頻度が多いとされる．過食，飲酒，脱水，運動，尿酸降下薬，ストレスが誘因となる．
- 関節液中に尿酸結晶を認めるか，痛風結節があれば痛風と診断できるが，実際にはそのようにして確定診断することはあまり行われていない．日常臨床では，表1に示す11項目のうち６つ以上を満たした場合，感度98%・特異度92%で痛風と診断できる[2]．

表1　痛風の診断基準

以下の項目のうち６項目以上を満たしていれば，痛風と診断する．
①２回以上の急性関節炎の既往がある
②24時間以内に炎症がピークに達する
③単関節炎である
④関節の発赤がある
⑤第1MTP関節の疼痛または腫脹がある
⑥片側の第1MTP関節の病変である
⑦片側の足関節の病変である
⑧痛風結節（確診または疑診）がある
⑨血清尿酸値の上昇がある
⑩X線上の非対称性腫脹がある
⑪発作の完全な寛解がある

鑑別診断 **第１趾の疼痛・腫脹がある時，以下の疾患も考慮する．**

①蜂窩織炎

②外反母趾

ピットフォール **痛風でも発熱を伴うことがある[1]．痛風発作時は尿酸値が低値であることが多い．発作中の関節炎の程度が強いほど尿酸値は低値を示す傾向がある[3]．**

ワンポイントアドバイス　**第１MTP関節に発赤を伴う疼痛・腫脹を繰り返していれば痛風発作．**

腕を動かさないんです……

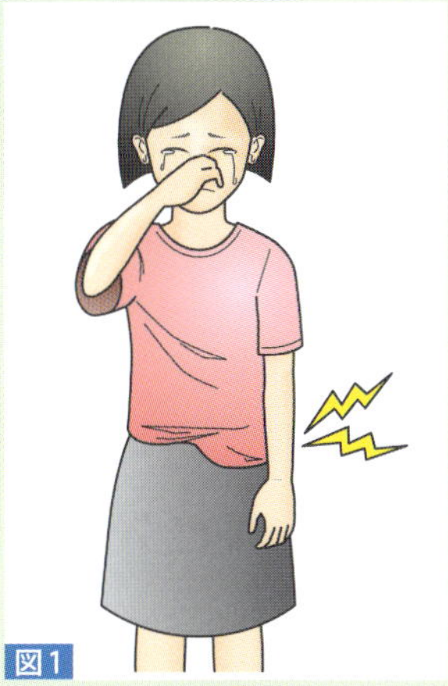

図1

症状 母親が服を脱がせてから，左腕を痛がり腕を垂らしたまま動かそうとしないため救急外来を受診した3歳の女の子．診断は？

所見 手を回内させて，前腕を垂れ下げている（図1）．

一発診断：肘内障

解説

- 明らかな外傷機転がなく，腕を強く引っ張られたと思われる後から患肢を下垂させて動かさないことから肘内障と診断した．
- 肘内障は橈骨頭が輪状靱帯から亜脱臼する現象をいい，肘関節伸展位で前腕を回内した（手の平を自分の体に向けた）位置で引っ張られた時に生じ，前腕の自動回外運動ができなくなる状態である．そのため，上肢を挙上しようとせず，前腕を回内させて前腕をだらっと垂れ下げている．
- 6ヶ月〜6歳，特に2〜3歳に多い．典型的な病歴と症状があればX線写真は不要である．
- 整復は，回外・屈曲法よりも，回内法のほうが成功率は高い[1]（図2）．

鑑別診断 **上腕骨顆上骨折・上腕骨外顆骨折**

- 病歴で骨折が疑われる場合，腫脹・変形などがある場合はX線写真を撮影する．

ピットフォール **寝返りなどで腕を体の下に敷き込むようにした際に発症することもある．**

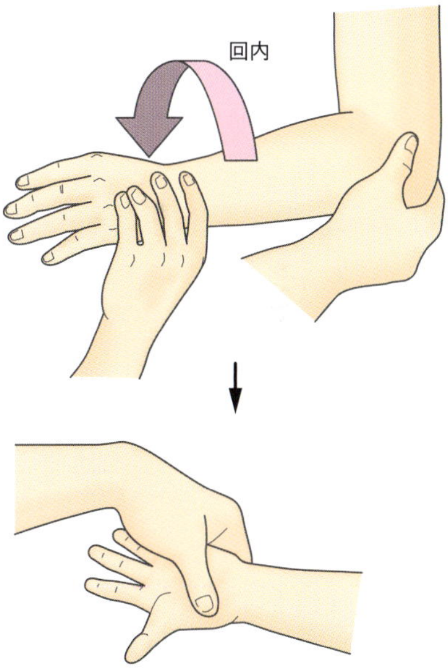

橈骨頭に親指をあてて，手関節をしっかりと持ち，胸の前で肘を屈曲させたまま回内させる．

図2 回内法による肘内障の整復

ワンポイントアドバイス：腕を引っ張られた後から腕をだらりと下げて，肘の腫脹，変形，皮下出血がなければ肘内障．

3 2日前から頭が痛いんです……

症状 頭痛のため受診した28歳女性．2日前からズキンズキンという拍動性の頭痛が両側に起こり，肩凝り，嘔気，時に嘔吐も伴い，横になって休まないといけなくなるという．診断は？

所見 頭痛のために日常生活が障害されている．

一発診断 片頭痛

解説

- 日常生活が障害されるほどの，嘔気・嘔吐を伴う拍動性の頭痛が2日間続いていることから片頭痛と診断した．
- 片頭痛を疑った場合は5つの症状 POUND を確認する（表1）．

表1 5つの症状 POUND

①拍動性	Pulsating
②持続時間	hOur duration 4～72時間
③片側性	Unilateral
④嘔気・嘔吐	Nausea and vomiting
⑤日常的な生活の障害	Disabling

- このうち4つ以上あてはまれば陽性尤度比（likelihood ratio：LR）24，3つなら3.5，2つ以下なら0.41といわれており，この患者さんでは4つあてはまるため片頭痛と診断した[1]．

ピットフォール **診断を誤らせる片頭痛の3つの症状に注意．**

①**肩凝り**：75％で前駆症状としてみられる[2]．

②**両側性**：40％は両側性である．

③**しめつけられる頭痛**：50％しか拍動性（pulsating）ではない[3]．

- ちなみに，最も頻度の高い緊張型頭痛は，横になって休まないといけないほどの重症度ではない．

ワンポイントアドバイス **頭痛患者ではPOUNDを確認し，4つ以上あてはまれば片頭痛．**

4 ブチッと音がしてから歩けなくなったんです……

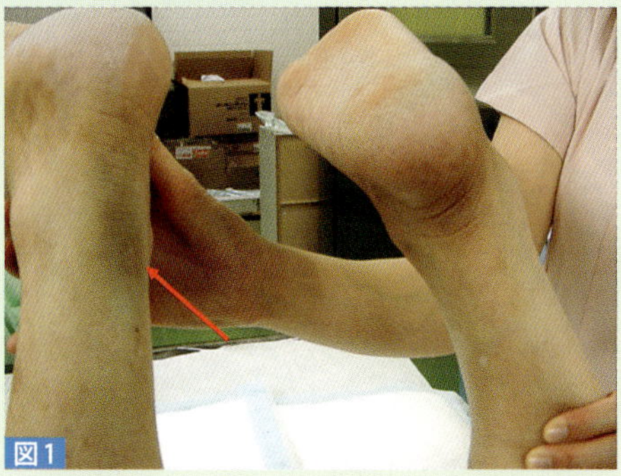
図1

症状 バレーボール中にジャンプをして着地したところ，右足関節部を後ろから蹴られたような衝撃とともにブチッと音がして歩けなくなった30歳男性．診断は？

所見 アキレス腱のレリーフが消失し，陥凹がみられる（図1，→）．

一発診断 アキレス腱断裂

解説

- アキレス腱部を後ろから思いっきり蹴られたような感覚があり，ブチッという音（pop音）が聞かれ，陥凹（delle）を認めていることからアキレス腱断裂とした．
- アキレス腱部の疼痛を認め，ボールが強くぶつかったような衝撃を感じたと訴えることもある[1)]．
- アキレス腱断裂の三大徴候は，次のとおり．
  ①アキレス腱のレリーフが消失し陥凹を触知
  ②つま先立ちが不可能
  ③ Simmonds-Thompson試験陽性
- Simmonds-Thompson試験は腹臥位・屈曲位で下腿三頭筋の筋腹を把握する方法で，正常では足関節の底屈が認められるが，底屈が起こらない場合を陽性とする（図2）．

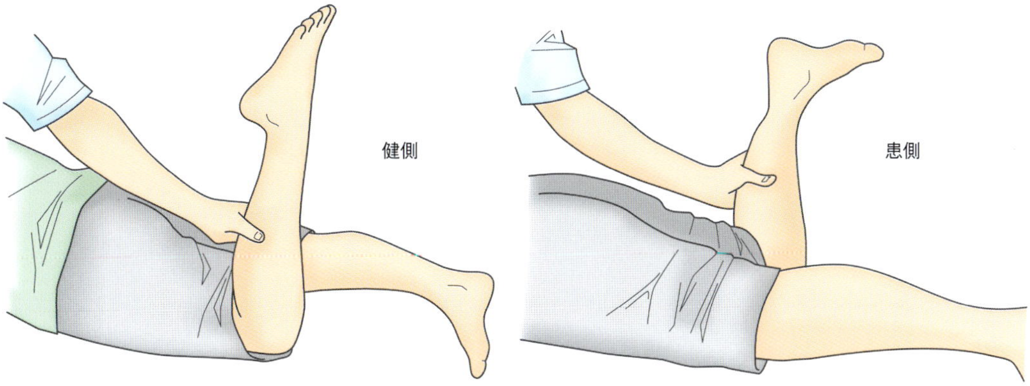

健側では足関節が底屈するが，患側では底屈しない．

図2 Simmonds-Thompson試験

ピットフォール **アキレス腱が断裂していても歩行可能なことがある．**

ワンポイントアドバイス **運動中にアキレス腱を蹴られたような感覚があり，ブチッと音がしたら，アキレス腱断裂．**

5 導尿の尿がだんだん赤くなっていくんです……

症状 市販の風邪薬を服用してから尿の出が悪く，下腹部が痛いと訴えて受診した前立腺肥大症で通院中の78歳の男性．超音波検査で膀胱内に多量の尿の充満を認めた．

　風邪薬に含まれる抗ヒスタミン薬による尿閉と診断し尿道カテーテルを挿入したところ，導尿で流出してくる尿がしだいに赤くなってきた．カテーテル挿入はスムーズに行われた．何が起きたのか，診断は？

所見 尿検査で，尿中白血球，尿中細菌は認めなかった．超音波検査で腫瘤は認めなかった．

一発診断　急激な膀胱虚脱による血尿

解説

- 尿閉を解除した後に徐々に血尿がみられるようになり，尿検査で感染を疑う所見がなく，超音波検査で腫瘍を疑う所見がないことから，急激な膀胱虚脱による血尿と診断した．
- 尿閉の患者に尿道カテーテルを挿入して排尿させた場合，次の３点に留意する必要がある[1)]．

①血尿

- 尿閉により膀胱粘膜が伸展されダメージを受けるために生じる．
- どれくらいの量の尿の充満で血尿を生じるかはわかっていない．
- 一気に完全排尿させた場合，2～16%の頻度でみられる．
- 血尿の程度は強くないため，膀胱洗浄，輸血などの処置は不要である．

②閉塞後利尿

- 尿閉が解除された後に，1時間あたり125～200 mLの急激な利尿がみられる．

③低血圧

- 尿閉と疼痛のために血圧は上昇傾向となるが，尿閉が解除されて膀胱壁の緊張が緩むと，その後血圧が低下する．
- 特に高齢者や脱水傾向のある場合に多くみられる．
- これらは，ゆっくり排尿させても，発症を予防することができるわけではない．よって，一気に排尿させても構わないが[1)]，注意深く経過観察する必要がある．

ワンポイントアドバイス　尿閉解除後の血尿は経過観察で OK.

6 サバを食べたら蕁麻疹が出てきたんです……

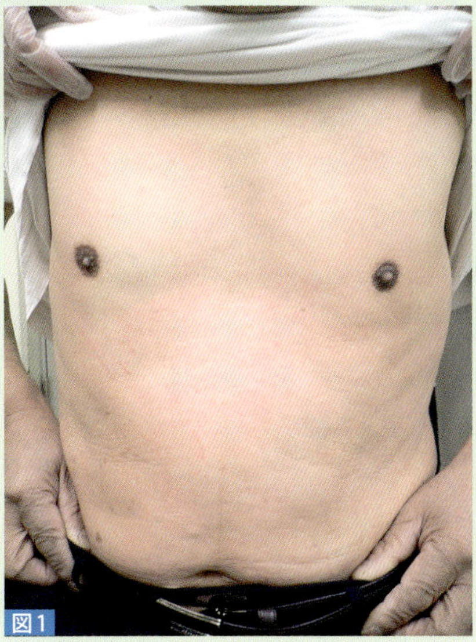
図1

症状 夕食にサバを食べてから体中がかゆくなってきたため受診した70歳男性．頭痛，めまいもあるという．呼吸器症状なし．今まではサバを食べても体がかゆくなったことはない．内服薬なし．診断は？

所見 体幹部から四肢に膨疹を認めている（図1）．

一発診断　ヒスタミン中毒

解説

- サバを摂取してから頭痛，めまいなどの神経症状，蕁麻疹が出現し，サバアレルギーはないことからヒスタミン中毒と診断した．
- ヒスタミン中毒は，サバ，マグロ，サンマ，カツオ，イワシなどのヒスチジンを多く含む魚の摂取により，Ⅰ型アレルギーに類似した症状を起こす食中毒の1つである[1]．
- これらの魚を室温で放置すると，ヒスチジン脱炭酸酵素を持つ細菌が繁殖し，ヒスチジンがヒスタミンに分解される．このヒスタミンが多量に蓄積された魚を摂取した数分〜数時間後に蕁麻疹，頭痛，めまい，口やのどの灼熱感，動悸，腹痛，嘔気・嘔吐，下痢などの胃腸症状をきたす[1, 2]．重症になると，血圧低下，喘鳴を伴う呼吸困難を認めることもある．
- ヒスタミンは加熱，冷凍では分解されないため，いったんヒスタミンが蓄積した魚は加工してもヒスタミン中毒を生じる．そのため，室温で長時間魚を放置しないように指導する．
- H_1受容体拮抗薬である，いわゆる抗ヒスタミン薬を投与する．症状が強い場合は，H_2受容体拮抗薬を併用すると症状が早く軽快する[3]．

ピットフォール **ヒスタミン中毒を食物アレルギーや蕁麻疹＋急性胃腸炎と診断し食事制限しないこと．**

ワンポイントアドバイス　**室温で放置された魚を食べて蕁麻疹が出たらヒスタミン中毒．**

7 真っ赤な便が出たんです……

症状　前の晩から左下腹部痛があり，今朝下痢に続いて鮮赤色の下血があったため受診した70歳の女性．バイタルサインに異常なし．採血でWBC 6,000/μL，Hb 11.0g/dL．生ものの摂取，抗菌薬や消炎鎮痛薬の内服もない．診断は？

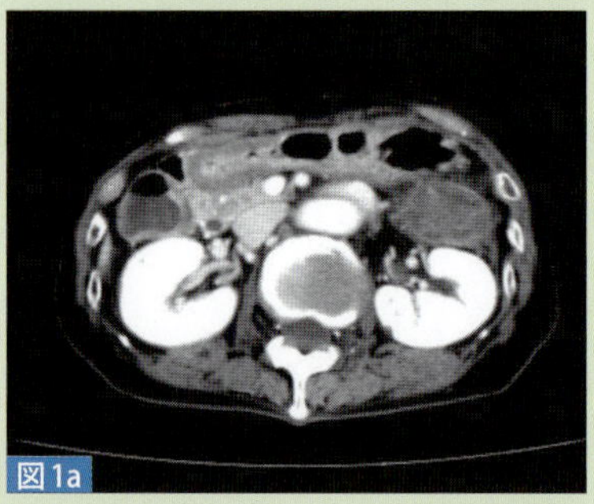
図1a

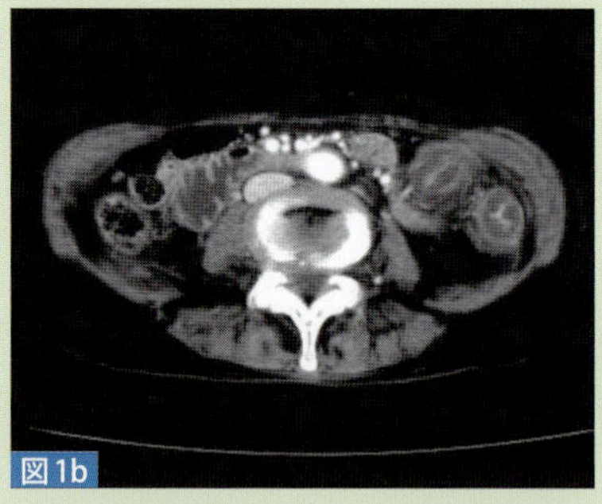
図1b

所見　腹部CTで左横行結腸から下行結腸壁に浮腫状の肥厚を認める．上腸間膜動脈の閉塞，腸閉塞の所見，腹水の貯留はみられない（図1）．

一発診断　虚血性腸炎

解説

- 左下腹部痛に続いて，下痢，下血を認めており，腹部CTで左横行結腸から下行結腸壁に浮腫状の肥厚を認めることから虚血性腸炎と考え，大腸内視鏡検査を施行したところ，同部位に腸粘膜の浮腫，発赤，出血，びらん，縦走潰瘍を認めたため確診した．
- 虚血性腸炎は，主幹動静脈に明らかな閉塞を認めずに大腸の虚血をきたし，びらん，潰瘍，壊死が生じる疾患である．動脈硬化，心疾患，脱水などの血管側因子と，下剤の使用による腸管内圧上昇，腸蠕動亢進，便秘などの腸管側因子が関与して，腸粘膜の血流が低下するために生じる．60歳以上が90%以上を占めるが，若年者でもみられる[1)]．脾彎曲部，下行結腸，S状結腸を中心とした左半結腸に好発し，直腸ではほとんどみられない[2)]．
- 便意を伴う痙攣性の腹痛で発症し，引き続き下痢を認め，症状が出現してから12～24時間以内に鮮赤から暗赤色の下血がみられる[1)]．出血量はそれほど多くなく，貧血やショックをきたすほどではない．発熱，食欲不振，嘔気・嘔吐，腹部膨満感を伴うことがある．
- 腹部単純X線写真で母指圧痕像を認めることがある（20%）．腹部CTで腸管壁に浮腫状の肥厚を認めるが，特異的な所見ではない．大腸内視鏡検査で腸粘膜の浮腫，発赤，出血，びらん，縦走潰瘍を確認する．
- 安静，絶食，補液による保存的治療で2日以内に改善する[3)]．中等度以上ではbacterial translocationの予防として抗菌薬を投与することがあるが，明らかなエビデンスはない．20%の症例は保存的治療では改善せず，腹痛が持続し腹膜刺激症状を認めるようになった場合は，腸管壊死を起こしている可能性があるため緊急手術を行う[1, 3)]．

鑑別診断① **感染性腸炎**

- 腸管出血性大腸菌，サルモネラ，カンピロバクター，赤痢アメーバ，腸炎ビブリオで血便・血性下痢がみられるが，新鮮血の下血ではない．

鑑別診断② **抗生物質関連性出血性腸炎**

- 抗生物質使用による菌交代現象により *Klebsiella oxytoca* が増殖して起こる腸炎．横行結腸に多くみられ，S状結腸から直腸には少ない．

鑑別診断③ **憩室出血**

- 腹痛を伴わず，無症状で突然の血便・下血で発症．

鑑別診断④ **急性出血性直腸潰瘍**

- 寝たきりの高齢者が突然大量の下血で発症．

ピットフォール **腹痛のない虚血性腸炎が約30％である．**

ワンポイントアドバイス **便秘がちの患者が，24時間以内に腹痛→下痢→下血の症状を呈した時，虚血性腸炎を疑う．**

一発診断エクストラ

①72歳女性．健診で……心陰影に重なる円形腫瘤影？

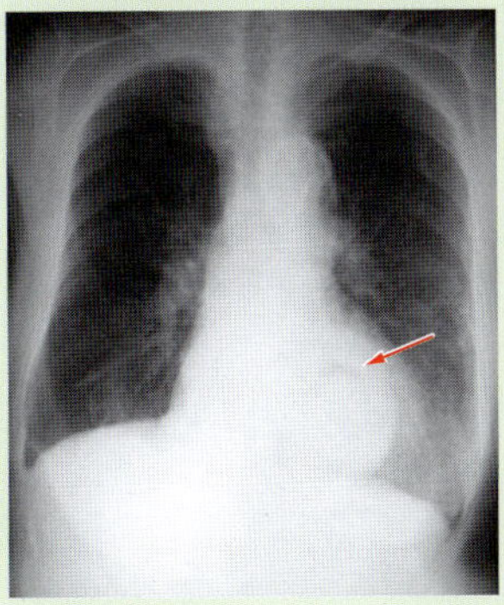

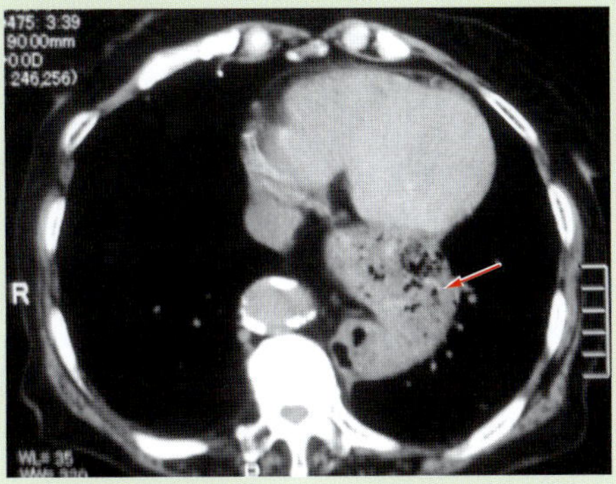

- 特に症状がなく，ニボーを伴うことから**食道裂孔ヘルニア**と診断した．
- 消化器症状，呼吸器症状がなく，胸部X線写真で偶然見つかることがある．
- 遷延性から慢性咳嗽で胸部X線写真を撮影した場合は，心陰影の後ろも忘れずに確認する．

8 突然胸が痛くなったんです……と10歳代の男児が

症状 突然左の胸が痛くなったため受診した12歳の男児．痛みは深呼吸で悪化し，1分もせずに消失したという．診断は？

所見 身体所見は異常なし．胸部X線写真，心電図は異常なし．

一発診断 precordial catch syndrome (Texidor's twinge)

解説

- 若年者に突然発症した限局性の胸痛で，1分以内に軽快し，検査で異常がないことからprecordial catch syndrome (Texidor's twinge) と診断した．
- precordial catch syndromeは，小児期・思春期でよくみられる，突然の胸痛をきたす良性の症候群である．原因ははっきりわかっていないが，姿勢が悪いことが関係しているといわれている．
- 表1のような特徴がある[1, 2]．
- 特別な治療法はない．重篤な病気ではないことを伝え，保証を与える．

表1 precordial catch syndromeの特徴

どんな時に（発症）	安静時に突然
どこが（部位）	1～2本の指でさせる限局した範囲に．左側に多い．放散痛なし
どんな感じ（質）	鋭く，突き刺すような痛み
どうなった（時間的経過）	数秒～数分
どうすれば（寛解・増悪因子）	深呼吸で増強．突然軽快する
同時に（随伴症状）	なし

鑑別診断

- 心臓，肺，消化器，筋骨格系などの胸痛をきたす疾患があげられるが，詳細な問診で鑑別できる．

ワンポイントアドバイス 若年者で，安静時に突然，限局した範囲に突き刺すような胸痛があればprecordial catch syndrome.

9 喉が痛いんですと女の子が……

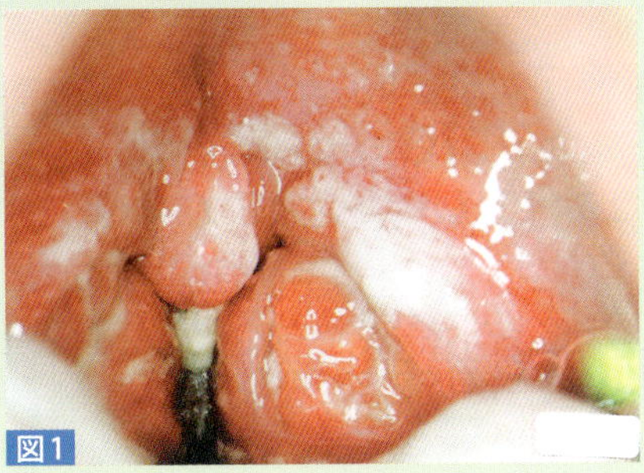
図1　(文献1より引用)

症状 38.3℃の発熱，咽頭痛を訴えて受診した9歳の女の子．咳，鼻水はない．診断は？

所見 扁桃に白苔が付着しており，頸部の触診で両側の前頸部リンパ節腫脹を認めた（図1）．

一発診断　溶連菌性咽頭・扁桃炎

解説

- 若年者の発熱，前頸部リンパ節腫脹を伴う咽頭痛で，扁桃に白苔が付着しており，咳嗽を認めないことから溶連菌性咽頭・扁桃炎と診断した．
- 咽頭痛の患者をみた時，表1のうち4項目以上あてはまるとA群β溶連菌感染の可能性が52%といわれている（Modified Centor Score）[2)]．

表1　A群β溶連菌感染症を見分けるポイント

①年齢3～14歳
②38℃以上の発熱
③咳なし
④扁桃の腫脹か白苔の付着
⑤前頸部リンパ節腫脹

- また，口蓋垂の発赤，腫大もみられる．さらに，口蓋にみられる点状紅斑，出血斑は特異度が高い所見である（特異度95%）[2)]．
- 発熱，咽頭痛以外に頭痛，嘔気，腹痛，皮疹などを伴うことがあるので診断の際には注意する．
- 治療はペニシリン系抗菌薬が第一選択薬である．抗菌薬の投与によりリウマチ熱は予防しうる[3)]が，急性糸球体腎炎は予防できない．腎炎は重症化することはまれであり，必ずしも尿検査を行う必要はないとされる[4)]．治療後24時間経過すれば伝染性はなくなるので，全身状態がよければ登校，登園は可能である[2)]．

鑑別診断 **扁桃炎をきたす疾患として下記を鑑別する．**

①**伝染性単核球症**：後頸部リンパ節腫脹，上眼瞼の浮腫，異型リンパ球の増加，肝機能障害を認める（→項目50参照）．

②**アデノウイルス感染症**：咽頭後壁にリンパ濾胞の腫大，結膜炎（咽頭結膜熱）の有無を確認する．肉眼的に白苔だけで両疾患を鑑別することは困難．アデノウイルス迅速キットを利用する．

③**エンテロウイルス感染症**：白苔を認めることもある．口蓋弓に水疱，アフタを伴うことが多い．

ピットフォール **扁桃に白苔の付着を認めない溶連菌感染症もある．むしろ，口蓋の点状紅斑，出血斑が特徴的．**

ワンポイントアドバイス　**Modified Centor Scoreと流行歴からA群β溶連菌による咽頭炎・扁桃炎を疑う．**

10

咳がなかなか治らないんです……

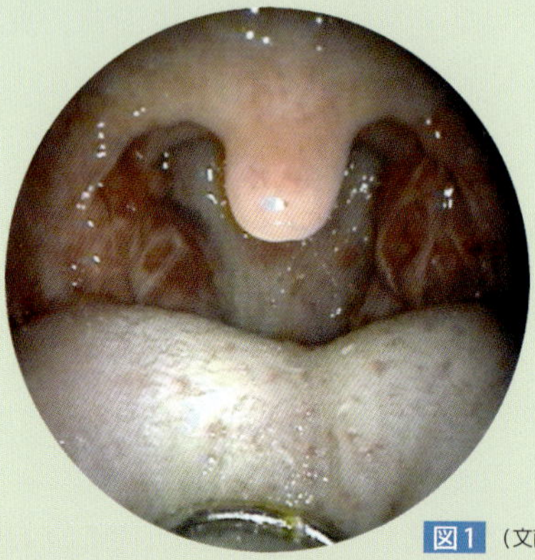

図1（文献1より引用）

症状 3週間ほど前に37℃台の発熱，鼻水，咽頭痛があり，市販の風邪薬を内服していた36歳の女性．数日で症状はよくなったが，その後から咳が始まり，治まらないため受診した．聴診では異常を認めない．胸部X線で異常なし．診断は？

所見 鼻汁が咽頭後壁に流れ落ちてきている（図1）．

一発診断　上気道咳嗽症候群（UACS）による咳

解説

- 咳が始まって3週間以上が経過しているので，遷延性から慢性咳嗽の病態である（図2）[2]．後鼻漏を認め，呼吸苦，胸焼け，ACE阻害薬の内服がなく，胸部X線写真で異常がないことから，上気道咳嗽症候群（upper airway cough syndrome：UACS）[これまで後鼻漏症候群（postnasal drip syndrome：PNDS）と呼ばれていた一群]と診断した．
- 慢性咳嗽で最も頻度が高いのはUACSである．後鼻漏の原因として，急性鼻咽頭炎，アレルギー性鼻炎，血管運動性などの非アレルギー性鼻炎などがあげられる．鼻汁が咳受容体を刺激するために咳が出現する．
- 自覚症状として，鼻汁・鼻閉などの鼻症状，頻回の咳払い，嗄声，喉に鼻汁が落ちてくる感じ，喉のむずむず感があり，身体診察で咽頭粘膜に敷石状の浮腫や鼻汁の垂れ込みなどがある場合にUACSを疑う．ただし，UACSであってもこれらの症状や咽頭所見をまったく認めない場合もある[3]．
- UACSに特徴的な症状・所見はないので，感冒症状の後から続く咳嗽ではUACSを考え，鼻汁に対する治療を開始する．鎮咳薬は効果がない．第1世代の抗ヒスタミン薬が第一選択薬である[4]．副作用が少ないといわれている次世代以降の抗ヒスタミン薬では効果が乏しい．

ピットフォール **複数の病態により慢性咳嗽をきたしていることがある．初めに処方した薬で十分な効果がなくてもそれを中止せず，次の病態を考慮した薬を追加していくようにする（図2）．**

ワンポイントアドバイス　**慢性咳嗽の最も多い原因はUACS.**

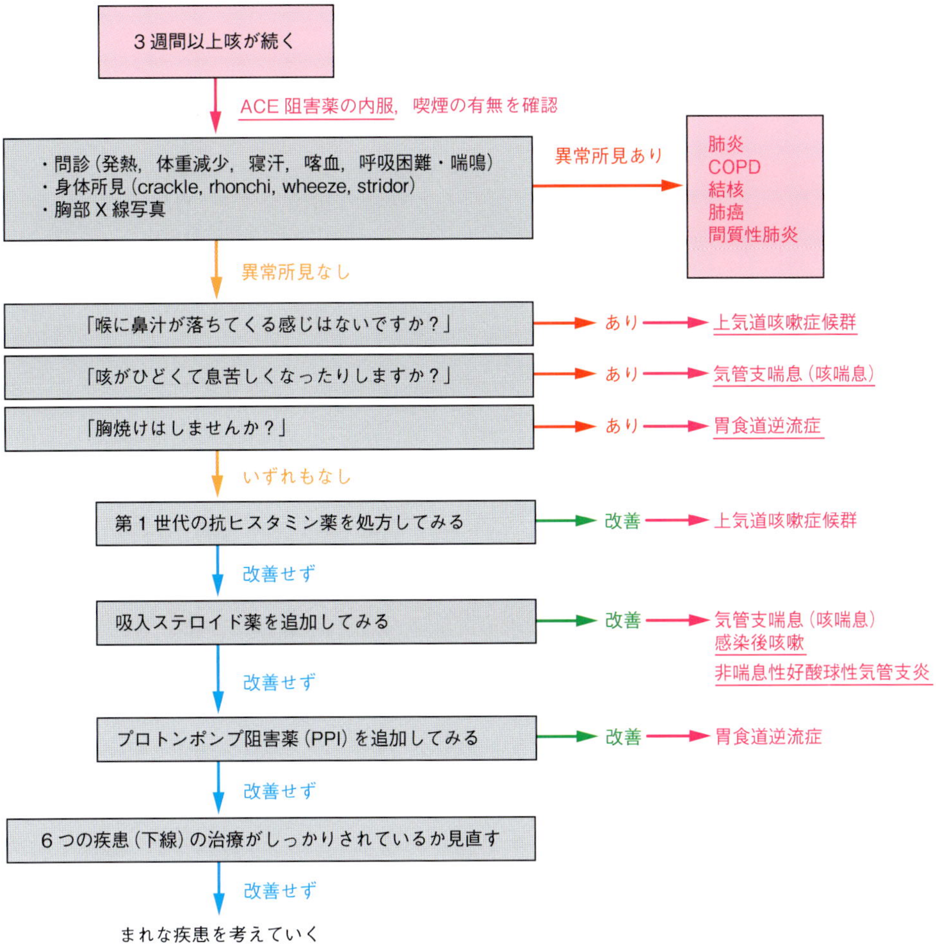
3 週間以上咳が続く
ACE 阻害薬の内服，喫煙の有無を確認
・問診（発熱，体重減少，寝汗，喀血，呼吸困難・喘鳴）
・身体所見（crackle, rhonchi, wheeze, stridor）
・胸部 X 線写真
異常所見あり
肺炎
COPD
結核
肺癌
間質性肺炎
異常所見なし
「喉に鼻汁が落ちてくる感じはないですか？」
あり
上気道咳嗽症候群
「咳がひどくて息苦しくなったりしますか？」
あり
気管支喘息（咳喘息）
「胸焼けはしませんか？」
あり
胃食道逆流症
いずれもなし
第 1 世代の抗ヒスタミン薬を処方してみる
改善
上気道咳嗽症候群
改善せず
吸入ステロイド薬を追加してみる
改善
気管支喘息（咳喘息）
感染後咳嗽
非喘息性好酸球性気管支炎
改善せず
プロトンポンプ阻害薬（PPI）を追加してみる
改善
胃食道逆流症
改善せず
6 つの疾患（下線）の治療がしっかりされているか見直す
改善せず
まれな疾患を考えていく

図 2 長引く咳の鑑別と治療のフローチャート
（文献 5 より引用）

MEMO

11 左胸が痛いんです……

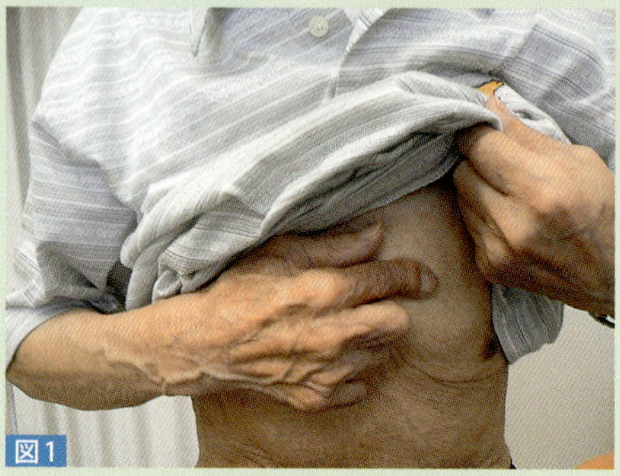
図1

症状 1週間前から左胸の痛みがあるため受診した，特に基礎疾患のない70歳の男性．冷汗，呼吸苦はない．体動，深呼吸で痛みは強くなるという．胸部X線写真，心電図は正常．痛みの場所を指で示してもらった．診断は？

所見 痛みは指1本で示せる範囲であり，同部に圧痛がある（図1）．

一発診断：肋軟骨炎

解説

- 前胸部の限局した範囲に圧痛を認め，体動，深呼吸で悪化することから肋軟骨炎と診断した．
- 肋軟骨炎は，肋軟骨接合部や胸肋関節に痛みを認めるものをいう．40歳以上に多くみられ，左側の肋軟骨に多い．プライマリ・ケアの外来診療における胸痛の31％が筋骨格系由来であり，そのうち14％が肋軟骨炎といわれている[1]．
- 第2から第5肋軟骨に数ヶ所の圧痛を認め，紅斑などの皮膚所見，熱感，腫脹，硬結はみられない[1]．痛みの性状は鋭い痛み，ズキズキする痛み，圧迫されるような痛みとさまざまである．くしゃみや咳嗽，過度の運動後にみられることが多く，体動や深呼吸で悪化する．痛みを再現する方法として horizontal arm traction や crowing rooster maneuver が知られている[2]（図2，図3）．

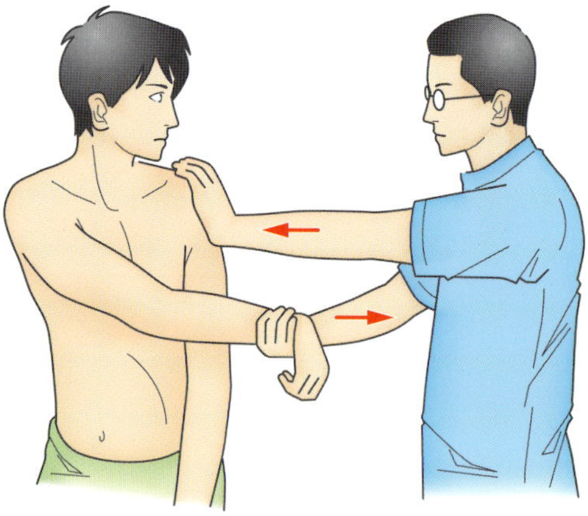

前胸部で患側の上肢を水平方向に引っ張ると痛みが誘発される．

図2 horizontal arm traction
（文献2より引用改変）

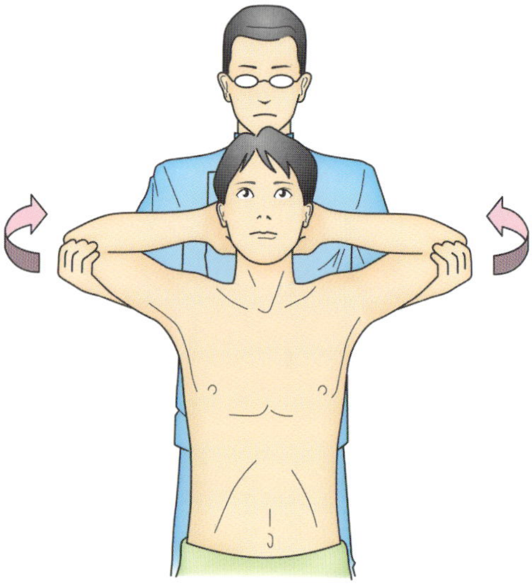

検者は患者の後ろに立ち，両上肢を後上方に引き上げると痛みが誘発される．

図3 crowing rooster maneuver
（文献2より引用改変）

- 消炎鎮痛薬で対症療法を行い，胸部の筋肉を使いすぎないように指導し，重大な疾患ではないと保証を与える．

鑑別診断① **筋肉痛**

- 肋骨や肋軟骨ではなく筋肉に圧痛がある．

鑑別診断② **肋骨骨折**

- 肋骨の直上に圧痛がある（point tenderness）．

鑑別診断③ **Tietze syndrome**

- 第2・第3肋軟骨接合部に限局した疼痛と腫脹を伴う肋軟骨炎．40歳未満の女性に多い．

鑑別診断④ **皮疹が出現する前の帯状疱疹**

- この段階での診断は困難．皮疹が出現したら再診するよう伝えておく．

ピットフォール **1本の指で胸痛の範囲を示すことができる場合は急性冠疾患を否定できる（特異度98%）[3]．精査の後にも原因の特定できない胸痛は少なくとも10（～60）%はあるが，そのほとんどは後に臨床上の問題を生じることはない．患者さんを不安にさせないこと．**

ワンポイントアドバイス **1本の指で疼痛部位を示すことのできる，圧痛を伴う胸痛は肋軟骨炎．**

一発診断エクストラ

②76歳男性．外来の定期検査で……フリーエアー？

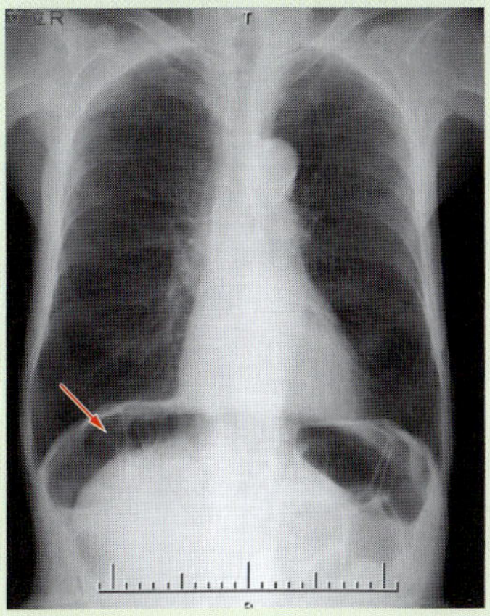

- 右横隔膜下にハウストラがみられることから，肝右葉と横隔膜の間に結腸が嵌入する**Chilaiditi症候群**と診断した．
- 永続的な場合と一時的な場合がある．
- 多くは無症状で，胸部X線写真や腹部CT検査で偶然見つかる．

12 トイレで倒れたんです……

症状 トイレでドスンと物音がして家族に倒れているところを発見された，特に既往のない78歳の男性．初めは呼びかけても反応はなかったが，数分で意識は完全に戻った．本人の話では，排尿した直後に血の気が引いていく感じ，脱力感を自覚し，その後のことは覚えていないという．診断は？

所見 来院時意識清明，血圧120/60mmHg，脈拍64/回・整，胸腹部所見に異常なし，神経学的異常なし，心電図異常なし．

一発診断：神経調節性失神（排尿時失神）

解説

- 一過性に意識が消失したが，短時間で完全に回復していることから失神と考えられる．身体診察で明らかな異常がなく，心電図は正常であり，発症時の状況から神経調節性失神（排尿時失神）と診断した．
- 失神は，①**意識が消失し**，②**姿勢保持が不可能となって倒れるが**，③**自然に，かつ完全に意識が回復するもの**である．
- 全脳虚血，つまり，血圧や心拍数の低下により脳への血流が低下するために生じる．
- 失神の原因は神経調節性，起立性，心血管性，脳血管性の4つに分けられる．そのうち神経調節性が最も多い（表1）．ストレス，外傷，痛み，立ちっぱなし，排尿後などの特殊な状況が引き金となり，冷汗，血の気が引く感じ，心窩部不快，脱力感，あくび，嘔気，からだが火照る感覚，ふらつき，頭痛，顔面蒼白，目のかすみなどが30秒～数分続いた後に意識が消失する．意識が回復してからも症状が数時間続くことがある．また，時に数日続くことがあるが，この場合は他疾患の見逃しがないか再評価する[1, 2]．
- 失神の患者で頭部CT検査が必要なのは，①**神経学的所見がある**，②**くも膜下出血を疑う**，③**初発の痙攣**，の場合である．
- これらがなければ頭部CTは不要である[3]．

表1　失神の4大原因

①神経調節性：血管迷走神経性，状況性（排尿・排便，食後，咳，嚥下，運動後），頸動脈洞過敏，舌咽神経痛
②起立性：自律神経失調（神経原性起立性低血圧），出血，貧血，脱水，感染症，薬剤性
③心血管性：不整脈，器質性疾患
④脳血管性

鑑別診断 **起立性低血圧**（→項目41参照）

ピットフォール **痙攣様の動きを伴うことがある（convulsive syncope）．トイレで失神したからといって，必ずしも排尿時失神，排便時失神とは限らないので，どんな状況であっても詳細な問診，身体診察を行う．**

ワンポイントアドバイス **失神は詳細な問診，身体診察，心電図を行っても50％しか診断に至らない[3]．**

13

1　病歴で一発診断

下顎が刺すように痛いんです……

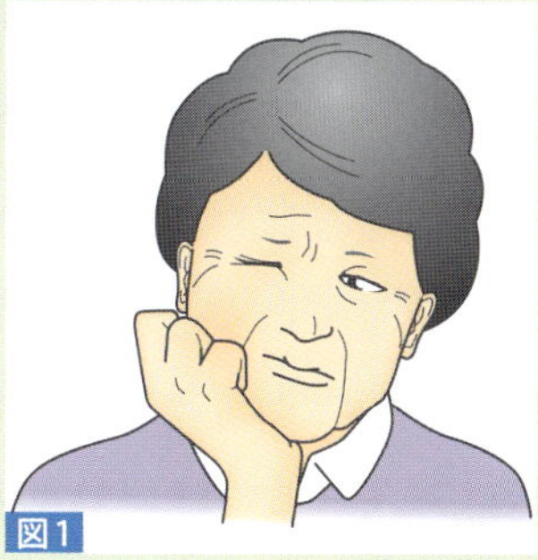

図1

症状 突然下顎に痛みが走るため受診した68歳の女性（図1）．口腔内に異常なし．神経学的所見に異常なし．診断は？

所見 痛みは神経痛様で，三叉神経の支配領域（V3）に一致していた．

一発診断　特発性三叉神経痛

解説

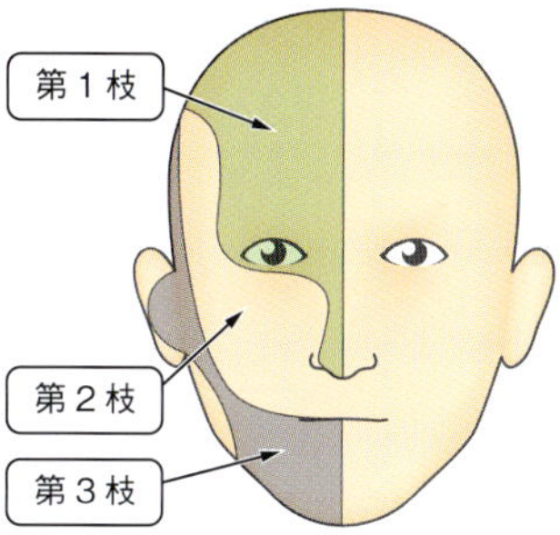

図2　三叉神経

- V3の神経支配領域に一致した神経痛で，皮膚・口腔所見，その他の神経学的所見に異常がみられないことから三叉神経痛と診断した．
- 三叉神経分枝の１つ以上の支配領域に発作性の刺すような痛みを生じるものを三叉神経痛という．三叉神経が血管に圧迫されるために生じる．
- 40歳以上の女性に多い．片側性で右の第２・第３領域に多く，痛みの持続時間は数秒～２分と短いのが特徴である[1)]（図2）．洗顔，髭そり，歯磨き，食事，会話，冷たい風にあたることなどで誘発される．また，鼻翼，鼻唇溝，頬，歯肉などに触ることで痛みが誘発される部位（trigger zone）がある[2)]．間欠期にはまったく痛みはないが，疼痛発作は繰り返し起こる．就寝中は起こらない[2)]．
- 治療はカルバマゼピンの内服が第一選択で，効果が不十分な場合や副作用で服用できない場合は神経ブロック，手術，放射線療法がある．

鑑別診断① **症候性三叉神経痛**[2)]

- 脳腫瘍，多発性硬化症などによる．
- 痛みの持続時間が２分以上．
- 40歳未満に多い．
- 症状が両側性．
- 感覚障害，失調，めまい，顔面の筋力低下，視力障害を伴う．

鑑別診断② **帯状疱疹**

- 三叉神経第１枝領域に多い．

鑑別診断③ **顎関節症**

- 顎関節の運動痛，圧痛を認める．

鑑別診断④ **群発頭痛**

- 眼窩周囲の痛みで持続時間が長く，眼球結膜の充血，流涙，鼻症状がみられ，飲酒で誘発される．

ピットフォール **歯痛を訴えて歯科を受診する三叉神経痛患者もいる．**

ワンポイントアドバイス **三叉神経の支配領域に突発する，持続時間の短い鋭い痛みは特発性三叉神経痛．**

14 足に発疹が出たんです……

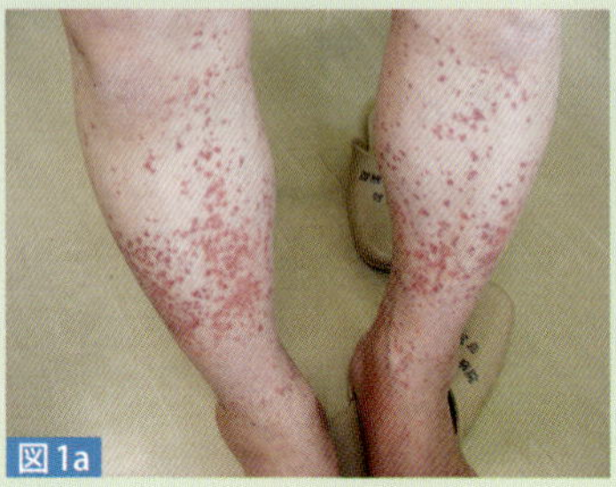
図1a

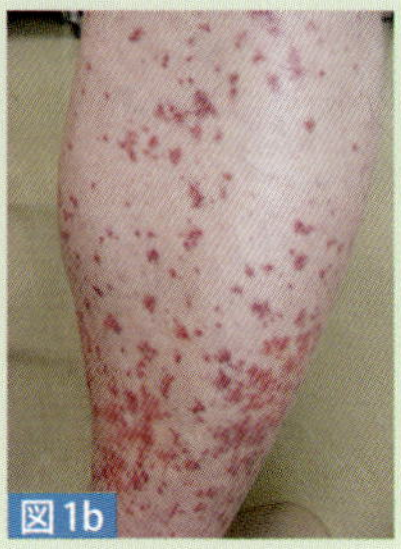
図1b

症状 今朝起きたら両下肢に発疹が出ていることに気づいて受診した68歳の男性．腹痛，関節痛なし．採血で異常なし．10日前から整形外科で消炎鎮痛薬の内服が開始となっていた．診断は？

所見 両下腿伸側から足背に軽度隆起した，ガラス圧で消退しない皮疹を認め，一部融合傾向にある（図1）．

一発診断　紫斑型薬疹（血管炎型紫斑）

解説

- 発疹はガラス圧で消失しないので紫斑である．10日前から消炎鎮痛薬の内服を開始していることから，紫斑型薬疹が考えられる．両下腿の伸側に触知可能な紫斑を認め，腹痛，関節痛などの症状がなく，採血で血小板減少がないことから，紫斑型薬疹のうちの血管炎型紫斑と診断した．

表1　紫斑型薬疹の分類

①血小板減少性紫斑	骨髄毒性による血小板産生低下 免疫機序による血小板破壊
②ステロイド紫斑	血管・支持組織の脆弱化
③血管炎型紫斑	血管壁傷害 ・免疫複合体の形成（Ⅲ型アレルギー） ・感作リンパ球（Ⅳ型アレルギー） ・抗好中球細胞質抗体（ANCA）
④色素性紫斑	血管壁の直接傷害

- 紫斑型薬疹は4タイプに分類される（表1）[1, 2]．
- 免疫学的な機序で生じる血小板減少性紫斑，血管炎型紫斑は薬剤開始後7～14日で出現することが多い．
- 血管炎型紫斑は四肢に左右対称性に多発し，紫斑が軽度隆起して触知できるのが特徴である．皮疹以外に関節痛，筋肉痛，腹痛などの消化器症状，腎炎を伴うことがある．
- 原因と思われる薬剤を中止する．血小板減少が高度な場合は血小板輸血やステロイドの投与も行う．

鑑別診断① **アナフィラクトイド紫斑**

- 血管壁にIgAが沈着する，好中球の核破砕を伴う白血球破砕性血管炎．関節痛，腹痛，腎炎などの特徴的な症状と病理組織生検で診断．溶連菌などの上気道感染後，薬剤，食物などが原因．薬剤による場合は血管炎型薬疹に含まれる．

鑑別診断② **特発性血小板減少性紫斑病**

- 自己免疫疾患でPA-IgG陽性．触知不可能な平坦な紫斑．

ピットフォール **血管炎型紫斑では，丘疹，紅斑，びらんが混在することもある（病変の深さに応じる）．**

ワンポイントアドバイス　**触知可能な紫斑（血管炎による）なのか，触知不能な紫斑（その他の原因による）なのかを見極める．**

15 診察中にひきつけを起こした?!……

症状 2日前から嘔吐・下痢がある1歳10ヶ月の男児．30秒ほどの全身性強直間代性痙攣を起こしたため救急車で受診した．

来院時には痙攣はすでに治まっていた．診察中に再度痙攣がみられ，数分で自然に治まった．診断は？

所見 体温36.8℃，神経学的異常はなし．採血では軽度の脱水所見を認めるのみで，電解質に異常は認めなかった．

一発診断 軽症胃腸炎関連痙攣

解説

- 嘔吐・下痢の2日後に無熱性の痙攣が生じ，電解質異常がみられないことから軽症胃腸炎関連痙攣と診断した．
- 軽症胃腸炎関連痙攣は，嘔吐・下痢が出現してから数日で起こる無熱性の全身性強直間代性痙攣で，脱水・電解質の異常が認められないものをいう[1, 2]．1～2歳に多く，ロタウイルスで好発するが，アデノウイルス，ノロウイルスでもみられる[2]．発生機序ははっきりわかっていない．
- 1回の発作は5分以内に治まるが，群発するのが特徴で，75％の症例で24時間以内に複数回認める[2]．重積することはない．痛みや啼泣により痙攣発作が誘発される[1]．
- カルバマゼピン，リドカイン，フェノバルビタールが有効でジアゼパムでは十分な再発の抑制効果はないが[2]，予後良好で24時間以内に治まる良性痙攣であることから，抗痙攣薬は過剰投与にならぬように注意する．てんかんに移行することもない．

鑑別診断 **良性乳児痙攣**

- 無熱性の全身性強直・間代性痙攣で，原因疾患や原因となる既往疾患がなく，発達が正常で，脳波でてんかん性発作波がない．軽症胃腸炎関連痙攣よりも発症年齢が若い．

ピットフォール **片側痙攣や痙攣を伴わずに意識だけ失うことがある[2]．**

ワンポイントアドバイス **胃腸炎症状が出現して数日後に起こる無熱性の全身性強直間代性痙攣をみたら軽症胃腸炎関連痙攣を疑う．**

16 風邪がなかなか治らないんです……

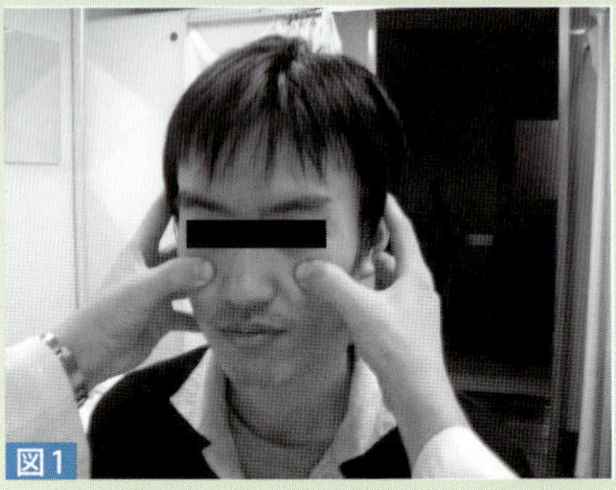

図1 （文献1より引用）

症状 10日前に鼻風邪を引いていったんよくなりつつあったが，鼻汁の色が黄色に変わり，頭痛，右頬部の痛みが出てきたため受診した30歳の男性．診断は？

所見 右側の上顎洞部分の圧痛を認める（図1）．

一発診断 急性細菌性副鼻腔炎

解説

- 1週間以上感冒症状が続いており，膿性鼻汁，頬部痛，上顎洞の圧痛を伴うことから急性細菌性副鼻腔炎と診断した．
- 急性副鼻腔炎は，ウイルス性上気道炎，アレルギー性鼻炎，非アレルギー性鼻炎などに続発して発症することがほとんどである．ウイルス性副鼻腔炎が大部分を占め，細菌性副鼻腔炎は0.5～2%にすぎない[1]．原因菌は肺炎球菌，インフルエンザ桿菌が約70%を占める[2]．
- 細菌性を強く疑うのは，
  ①膿性鼻汁
  ②上顎の歯痛あるいは顔面痛
  ③上顎洞の圧痛
  ④初期治療で軽快した後に症状が増悪（double worsening）
  の４つのうち２つ以上を満たす場合である[2]．

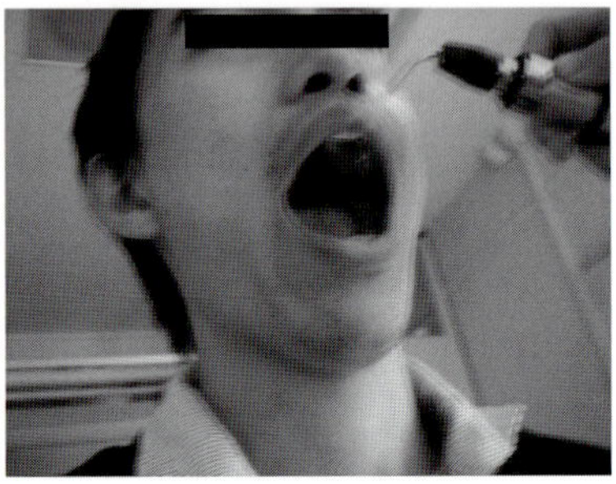

強い光を副鼻腔にあてて，透過性が落ちていれば陽性である．

図2 副鼻腔の光線透光性の低下
（文献1より引用）

- 他の症状，所見として，発熱，咳，後鼻漏，倦怠感，匂いの消失，耳痛，耳閉塞感，口臭，頭を下げると悪化する頭痛，鼻汁の色調変化，副鼻腔の光線透光性の低下，などがみられる[2, 3]（図2）．
- ウイルス性であれば10日以内に自然寛解し，細菌性でも60%の症例で10日以内に自然寛解するため，発症10日目までにウイルス性と細菌性を臨床的に区別することは困難である[1, 2]．
- 速やかに抗菌薬（第一選択はペニシリン系抗菌薬）を開始するのは，
  ①症状が10日以上続く
  ②初期治療で軽快した後に症状が増悪（double worsening）した
  ③発症10日以内でも明らかに経過が悪くなってきている
  場合である．

ピットフォール **発症10日経っていない副鼻腔炎に抗菌薬は不要**[1]**．**

ワンポイントアドバイス **10日以上続く鼻症状に，顔面痛，上顎洞の圧痛があれば急性細菌性副鼻腔炎．**

1 病歴で一発診断

17 手がふるえるんです……

症状 コップで水を飲む時に手がふるえて水をこぼしてしまうため受診した68歳の女性．ふるえは両手にみられ，安静時には認めない．内服薬・飲酒歴はない．診断は？

所見 ふるえ以外に神経学的異常はない．

一発診断：本態性振戦

解説

- 動作時にみられるふるえで，ふるえの原因になるような基礎疾患・薬物の服用歴がないことから本態性振戦と診断した．
- 本態性振戦は，姿勢保持時あるいは運動時に出現し，錐体外路徴候などの神経症状を伴わない振動数4～12Hzと比較的速いふるえであり，10歳代と50歳代で発症することが多い．有病率は年齢とともに増加し，約50％で家族歴を認める[1, 2]．
- 症状は両手に最も多く，頭部，舌，声にもみられるが，下肢には少ない．文字を書いたり，飲んだり，食べたり，着替えたり，話したりすることが不自由になる[2]．ストレス，疲労で増悪し，安静，少量の飲酒で軽快する[1]．重症の場合や罹患期間が長くなると安静時振戦も伴うようになる[3]．
- 指鼻試験や姿勢時振戦の誘発方法で振戦の種類（表1）を確認する（図1）．
- 振戦のために日常生活が障害されている場合は，β遮断薬（プロプラノロール）や抗てんかん薬（プリミドン）の内服を開始する．

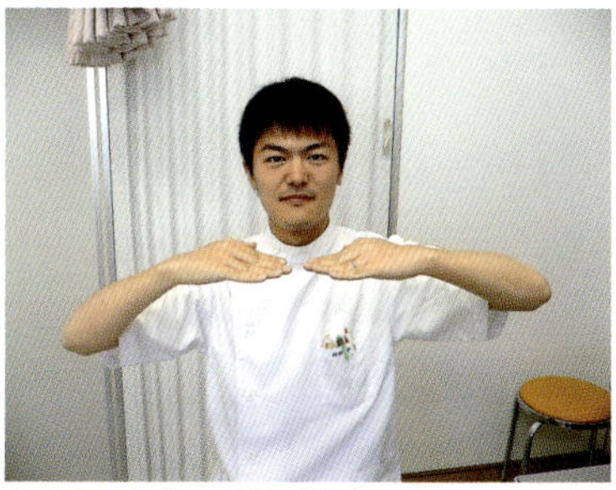

①左右の示指と示指が対立し合うように前腕を屈曲．

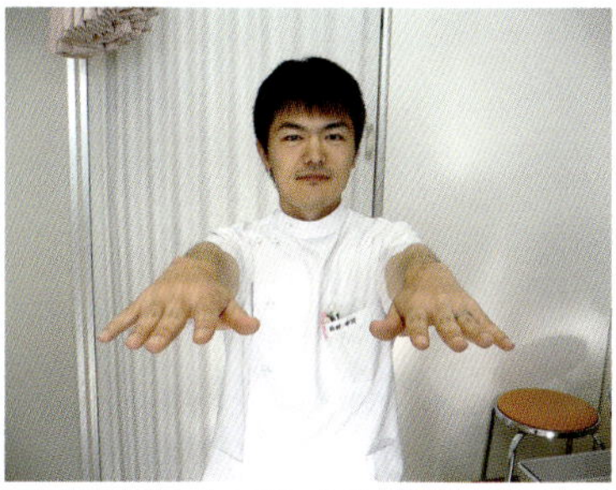

②腕をまっすぐ水平に伸展．

図1 姿勢時振戦の誘発方法

鑑別診断 **パーキンソン病**

- 安静時振戦である．筋固縮，姿勢反射障害，無動・寡動を認める．頭部の振戦は少ないが，顎，唇にはよくみられる．

表1 振戦の種類

①安静時振戦 resting tremor：膝の上でリラックスさせた状態で出現
②動作時振戦 action tremor ・姿勢時振戦 postural tremor：自身の鼻や指示された位置を指で触れている状態で出現 ・運動時振戦 kinetic tremor：指を目標へと移動させる際に出現 ・企図振戦 intention tremor：指を目標へと移動させるにつれて振戦が増強

ピットフォール **頭部の振戦が本態性振戦の唯一の症状のことがある．**

ワンポイントアドバイス：**ふるえ以外に神経学的異常がなく，基礎疾患のない動作時振戦は本態性振戦．**

18

ひきつけを起こしたんです……と1歳10ヶ月女児の母が

症状 痙攣を起こしたため救急車を要請された1歳10ヶ月の女児．現地到着時には意識は清明で痙攣は止まっており，母親の話によると全身をガクガクさせていたが，数分で治まったという．診断は？

所見 39℃の発熱を認める以外，神経学的異常はない．

一発診断 (単純型) 熱性痙攣

解説

- 全身性強直間代性痙攣が数分で治まっており，神経学的異常も認めていないことから（単純型）熱性痙攣と診断した．
- 熱性痙攣とは，38℃以上の発熱に伴って生じる発作性疾患で，中枢神経感染症，代謝異常（低血糖・電解質異常など），その他の明らかな発作の原因がないものをいう．発熱初日の急激な体温上昇に伴って起こることが多く，痙攣後に初めて発熱に気づくこともある．発熱の原因はウイルス性上気道炎，突発性発疹，中耳炎が多く[1)]，インフルエンザウイルス感染症で生じることもある．生後6ヶ月～6歳未満の乳幼児に多くみられ，ピークは18～24ヶ月である[2)]．熱性痙攣の家族歴があると起こりやすい[3)]．
- 痙攣の大部分は全般発作（全身性強直間代性痙攣）で数分以内に治まることが多いが，四肢が脱力して意識消失のみのこともある．痙攣の持続時間，24時間以内の痙攣の回数，痙攣部位などから①**単純型**と②**複雑型**の2つに分類される（表1）．
- 大半は一生のうち1回しか発作を起こさないが，18ヶ月未満で発症，発熱から痙攣までの時間が1時間未満と短い，てんかんの家族歴，熱性痙攣の家族歴，38℃未満の比較的低い発熱で発症した場合は再発することが多い[2, 3)]．再発の時期は，初回後1年以内が大多数（約70%）を占め，2年以内に90%に達する．複雑型はてんかんへ進展する可能性があるが，熱性痙攣の予防をしてもてんかんへの進展率は変わらない．

鑑別診断 **以下の場合，中枢神経感染症の一症状としての痙攣発作を疑い精査する．**

①**発熱後24時間以上経ってからの痙攣**

②**神経学的異常所見がある場合**

③**非定型発作（15分以上持続，24時間以内に2回以上，部分発作）**

表1 熱性痙攣の分類

	単純型	複雑型
痙攣の持続時間	15分以内	15分以上
24時間以内の回数	1回のみ	2回以上
痙攣部位	全身性	局所性
基礎疾患	なし	あり（脳性麻痺・発達障害など）
てんかんの家族歴	なし	あり

ワンポイントアドバイス **来院時に痙攣が止まっており，神経学的異常がなく全身状態がよければ単純型熱性痙攣．**

19　手足がむくんで痛いんです……

症状 数日前からの両側の手首，手指，足関節，膝の痛みとむくみを訴えて受診した32歳の女性．保育園に通っている5歳の子が2週間前に……．診断は？

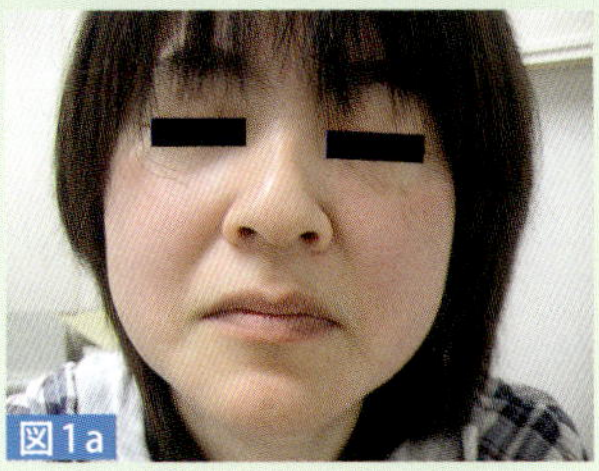
図1a

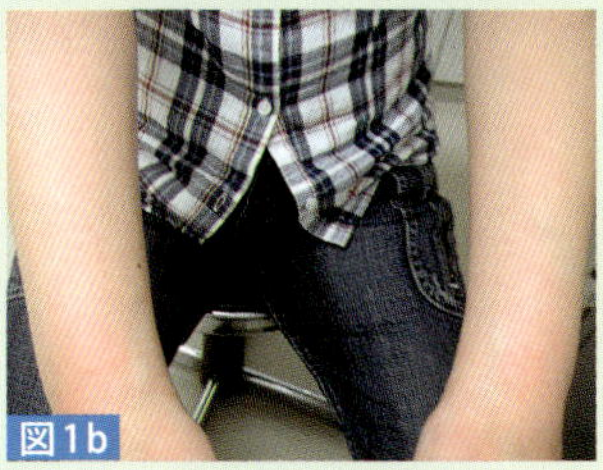
図1b

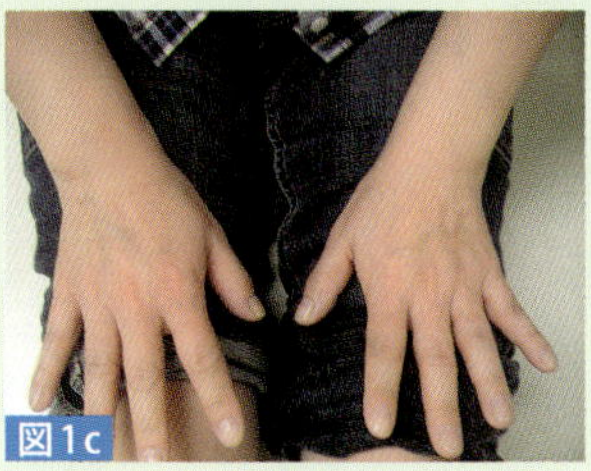
図1c

所見 両手指関節の腫脹，手背のむくみを認める．前腕にレース状紅斑を認める（図1）．

一発診断　伝染性紅斑（ヒトパルボウイルスB19感染症）

解説

- 5歳の子供が2週間前に伝染性紅斑の診断を受けており，浮腫を伴った急性多関節炎，特徴的なレース状紅斑を認めたため成人例の伝染性紅斑（ヒトパルボウイルスB19感染症）と診断した．
- ヒトパルボウイルスB19が原因で起こる頬部や四肢を中心とした急性発疹症を伝染性紅斑（リンゴ病）という．成人が罹患した場合は，倦怠感，発熱，筋肉痛に引き続いて，皮疹，こわばり，関節痛，浮腫をきたすことが知られている[1]．関節症状が前面に出るため，患児との接触歴を聴取しないと診断に難渋する場合がある．
- 75％で皮疹がみられるが，顔面の蝶形紅斑，体幹・四肢のレース状紅斑などの典型的な皮疹は20％以下と少ない[2]．紫斑，点状出血をきたすこともある．
- 関節痛は手，手首，膝，足にみられ，急性多関節炎の15％を占めるといわれている．女性に多くみられる．
- 数週間以内に改善するが，中には数ヶ月～数年続くことがある．ただし，関節リウマチのような骨破壊はみられない[3]．
- 診断は急性期7～10日で陽性となるヒトパルボウイルスB19IgM抗体で行うが，妊婦でしか保険適応はない．
- 消炎鎮痛薬などの対症療法で経過観察する．

鑑別診断① **関節リウマチ**

- X線写真で骨びらんを認める．抗CCP抗体が陽性．

鑑別診断② **全身性エリテマトーデス**

- 蝶形紅斑の有無，光線過敏症，口腔内潰瘍，腎機能障害などを確認する．

ピットフォール **ムンプス，麻疹，風疹，B型肝炎でも多関節炎をきたすことがある．**

ワンポイントアドバイス　**浮腫，関節痛，皮疹のうち少なくとも2つを満たす成人患者において，伝染性紅斑の患児との接触歴があればヒトパルボウイルスB19感染症を疑う．**

20 下腹の調子が悪くて，おしっこが近いんです……

症状 両鼠径部の不快感と頻尿を訴えて受診した48歳の男性．診断は？

所見 尿検査で異常なく，直腸診で前立腺の腫大・圧痛は認めなかった．

一発診断　慢性前立腺炎/慢性骨盤痛症候群

解説

- 腹部の不快感と蓄尿症状を訴えているが身体所見，尿所見で異常がないことから，慢性前立腺炎/慢性骨盤痛症候群（chronic prostatitis/chronic pelvic pain syndrome：CP/CPPS）と診断した．
- CP/CPPSは，過去6ヶ月間に3ヶ月以上持続する骨盤周囲の不快感や排尿障害などをきたす慢性非細菌性前立腺炎で，同様の症状を引き起こす他疾患を除外してから診断される[1, 2]．原因は不明で，前立腺がどれほど症状に関係しているかもはっきりしていない．男性の9%が前立腺炎の症状を呈しているといわれ，そのうち90～95%がCP/CPPSである[2]．
- 会陰，直腸，前立腺，陰茎，精嚢，両鼠径部の痛み，不快感を認め，時に腹痛を訴える．頻尿や尿意切迫感などの蓄尿症状や排尿困難などの排出症状を伴う場合も多い[1]．このためQOLの低下は著明で，心筋梗塞，狭心症，クローン病と同程度のQOL低下がみられるともいわれている[3]．
- 細菌性前立腺炎を除外するため尿検査を行う．
- 抗菌薬，α遮断薬が有効で[2]，消炎鎮痛薬，植物エキスを試みてもよい．治療により症状が一時的に軽快しても繰り返すことが多い．無治療でも1/3の患者は自然治癒する[4]．

鑑別診断① **前立腺肥大症**

- 直腸診，超音波検査で前立腺の腫大を確認する．

鑑別診断② **過活動膀胱**

- 頻尿や尿意切迫感を主症状とし，骨盤部の痛みや不快感を伴わない．

ピットフォール **女性でも同様の症状がある場合，慢性骨盤痛症候群と診断され，間質性膀胱炎，子宮内膜症などの婦人科疾患がその原因に含まれる．**

ワンポイントアドバイス **排尿症状と骨盤部の痛み・不快感を訴えるが，尿検査で異常がなければ慢性前立腺炎/慢性骨盤痛症候群．**

21

1　病歴で一発診断

下腹が痛いんです……と風邪薬を飲んだ高齢男性が

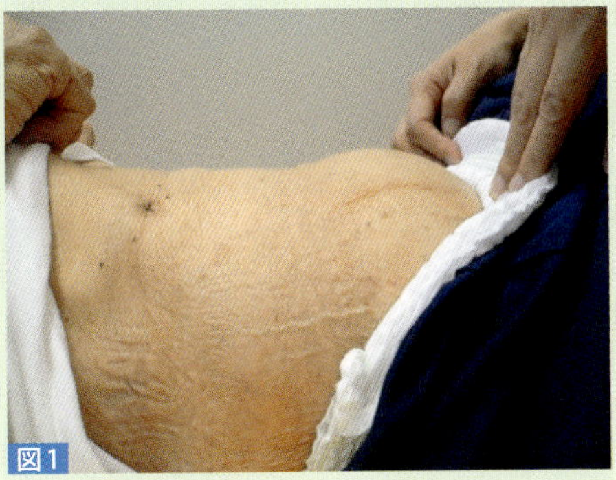
図1

症状 今朝からの腹痛を訴えて受診した，特に既往のない80歳の男性．腹部の診察で下腹部が膨隆し著明な圧痛を認める．数日前から風邪を引いており，市販薬を内服していたという．診断は？

所見 恥骨部上方の下腹部が膨満している（図1）．

一発診断　急性尿閉

解説

- 超音波検査を施行したところ，膀胱内に多量の尿を認めたため，風邪薬に含まれる抗コリン薬による急性尿閉と診断した．
- 尿閉とは，尿が膀胱内に貯留しているにもかかわらず随意排尿ができない状態をいい，原因は①**閉塞性**，②**感染・炎症性**，③**薬剤性**，④**神経因性**，⑤**その他**，の5つに分類される（表1）[1]．男性では，前立腺肥大症の症状を顕在化させるきっかけとなる感染，飲酒，便秘，内服薬がなかったかを確認する[2]．高齢者では風邪薬の内服をきっかけに尿閉を発症することが多い．
- 急性尿閉では利尿筋の収縮力が正常に保たれているため，膀胱内容の増大とともに恥骨上部の痛みが強くなり，しだいに下腹部が膨隆して強い尿意を訴える．冷汗や苦悶様を呈することもある．
- 超音波検査で多量の尿で膀胱が拡大していることを確認する．また，水腎症の有無，前立腺の大きさ，膀胱内の腫瘤・血塊の有無も確認しておく．
- 原因となる内服薬がある場合はそれを中止する．前立腺肥大症がある場合は，一時的に導尿しただけでは70%の患者で1週間以内に再度尿閉をきたすため[1]，尿道カテーテルを留置してα遮断薬の内服を開始する．3日後には尿道カテーテルを抜去してもスムーズに排尿できるようになる．

表1　尿閉をきたす5つの原因

①閉塞性	前立腺肥大症，尿路系腫瘍，真性包茎，骨盤内腫瘤（子宮筋腫など），子宮脱，尿路結石，凝血塊，尿道カテーテルの閉塞
②感染・炎症性	前立腺炎，外陰腟炎，尿路感染症
③薬剤性	抗コリン作用，平滑筋弛緩作用，αアドレナリン刺激作用をもつ薬剤
④神経因性	糖尿病性神経障害，脳梗塞後，自律神経失調，椎間板ヘルニア・腫瘍などによる脊髄・馬尾神経の圧迫，帯状疱疹（S2-4領域）
⑤その他	外傷，心因性

ピットフォール **急性尿閉の原因として，①急性前立腺炎，②帯状疱疹，③馬尾症候群を見逃さない．**

ワンポイントアドバイス　**下腹部の膨隆に，著明な圧痛と尿意を伴っていたら急性尿閉．**

22 お腹が張るんです……

症状 半年以上前からげっぷ，お腹の張りが続いているため受診した24歳の女性．家庭内の問題でストレスがあるとのこと．診断は？

所見 身体診察，採血，胃内視鏡検査で異常なし．腹部X線写真で胃・大腸内に比較的多量のガスが貯留していた．

一発診断：呑気症

解説

- 半年以上前から続くげっぷ，腹部膨満のため日常生活に支障をきたしていることから，呑気症と診断した．
- 呑気症は6ヶ月以上前から症状が出現し，次の2つを満たした場合に診断される[1)]．
  ①少なくとも週に数回，やっかいなげっぷを繰り返す．
  ②客観的に観察または測定される空気嚥下がある．
- 飲食中の空気嚥下は生理的な現象で，下部食道括約筋が一時的に弛緩した時に摂取した空気が排出されるのがげっぷであるが，これがやっかいなほど起こる場合を病的とする．
- げっぷ（56%）のほか，胃もたれ（27%），腹部膨満（19%），腹痛（19%）がみられ，胃酸逆流症状としての胸焼け，嘔気・嘔吐，早期満腹感を伴うことがある[2)]．ストレス，不安感など精神的要素が強く関与しているのが特徴である．
- 腹部X線写真で胃と大腸にガスが多量に存在することを確認する．上・下部内視鏡検査で異常がなければ，さらに精査をする必要はない[3)]．
- 食事はゆっくり時間をかけてよく噛むようにし，ガムや喫煙は控える．消化管運動機能改善薬，抗うつ薬，抗不安薬などの薬物療法を行い，保証を与える．

鑑別診断 **機能性胃腸症**

- 腹痛，嘔気・嘔吐，体重減少，早期満腹感の症状が呑気症より高頻度にみられるが，不安感の症状は少ない[1)]．

ピットフォール **呑気症患者が機能性胃腸症，過敏性腸症候群を合併することもある．**

ワンポイントアドバイス **過度の空気嚥下がみられ，やっかいなほどげっぷを繰り返したら呑気症．**

1　病歴で一発診断

23 急にブツブツが出たんです……と10ヶ月女児の母が

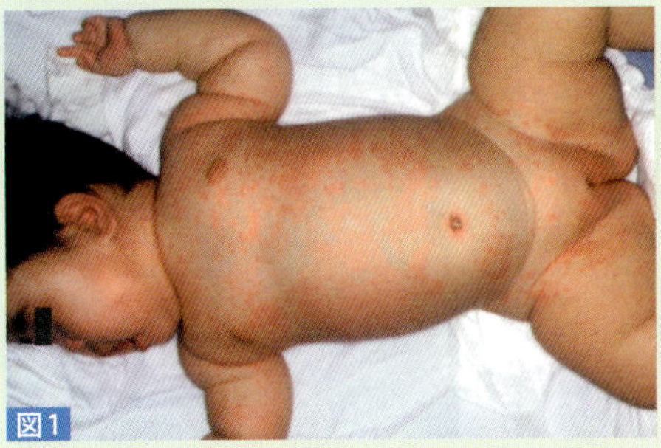
図1

症状 39℃を超える発熱が数日続き，解熱してから体に発疹が出たため受診した10ヶ月の女児．生まれて初めての発熱だったという．診断は？

所見 体幹部，四肢，顔面に細かい斑状丘疹性紅斑を認める（図1）．

（文献1より引用）

一発診断 突発性発疹

解説

- 生後初めての発熱で，解熱と同時に体幹を中心とした斑状丘疹性紅斑を認めたことから突発性発疹と診断した．
- 突発性発疹はヒトヘルペスウイルス6型による感染症で，7～13ヶ月の乳幼児に多くみられ90%が2歳までに罹患する．
- 39～40℃の高熱が3～5日続き，解熱と同時に体幹部，首から始まり四肢，顔面に広がる発疹が出現する（図2）．発疹は細かい斑状丘疹性紅斑で，かゆみはなく色素沈着を残さずに数日で消失するが，数時間で消失することもある．特異的な症状に乏しいが，熱の割には元気で，リンパ節腫脹（98%），鼓膜の発赤（93%），永山斑（口蓋垂の根元の両側にみられる点状紅斑）（87%），食欲不振（80%），上気道症状（25%），下痢（15%），眼瞼浮腫がみられる[1]．発熱のみの場合もある．
- 治療は対症療法である．予後良好であるが，熱性痙攣，まれに脳炎・脳症をきたすことがあるので注意する．

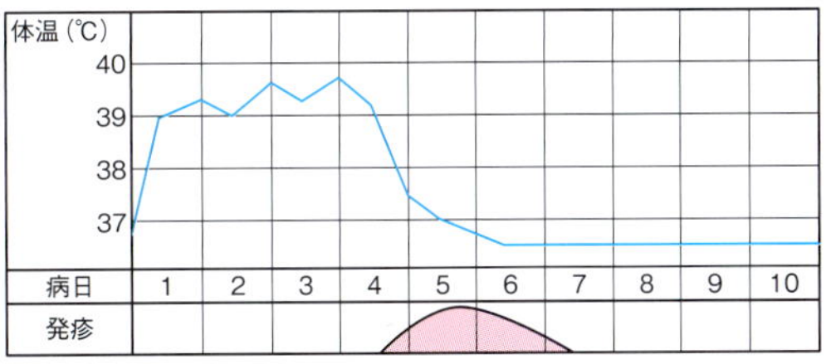

図2 突発性発疹の時間経過

鑑別診断 **斑状丘疹性紅斑をきたす疾患**

①**麻疹**：二峰性の発熱を呈し，2回目の発熱と同時期に発疹が出現する．口腔内にコプリック斑を認める．

②**アデノウイルス・エコーウイルス・コクサッキーウイルス感染症**：発熱と発疹がほぼ同時期にみられる．

③**薬疹**：内服薬を確認する．

ピットフォール **生後初めての発熱の最も多い原因は急性上気道炎（52%）．突発性発疹は2番目（25%）[2]．**

ワンポイントアドバイス **解熱と同時に斑状丘疹性紅斑がみられる乳幼児は突発性発疹．**

24 食事をして休んでいたら気を失ったんです……

症状 食後に車椅子で休んでいたら気を失った，老人保健施設に入所中の80歳の男性．診断は？

所見 来院時のバイタルサインに異常なし．胸部X線写真，心電図で異常なし．

一発診断　食後低血圧（食事性低血圧）

解説

- 食後に座位になっていた際に失神したという状況と，現在症状がなく，心電図で異常がないことから食後低血圧と診断した．
- 食後低血圧とは，食後2時間以内に収縮期血圧が20 mmHg以上低下するものをいう[1)]．食後に門脈血流が増加することと，食後に分泌される消化管ペプチドによって全身の血管抵抗が低下するために血圧が低下する．
- 危険因子として表1の3つがあげられる[1)]．

表1　食後低血圧の危険因子

①基礎疾患	高齢者，高血圧，パーキンソン病，レビー小体型認知症などの神経変性疾患，糖尿病性神経障害などのニューロパチー，末期腎不全
②食事内容	朝食，炭水化物の多い食事，温かい食事
③薬剤服用歴	利尿薬，3種類以上の内服薬

- 食後低血圧と起立性低血圧の増悪因子は共通しており（→項目41参照），よって起立性低血圧は食後に助長されやすいことになる．
- めまい，ふらつき，気が遠くなる，嘔気，倦怠感，失神を認め，新規に冠動脈疾患，一過性脳虚血発作，脳梗塞を発症することもあるが[1)]，無症状のこともある．
- 食事の前後で血圧を測定し診断する．
- 食後すぐに立ち上がらない，運動を避ける，食事前に水分をとる，一度に多くの量を摂取しない，炭水化物の少ない食事にする，アルコールの摂取量を減らすなどを指導する[1, 2)]．昇圧薬（α作動薬など）は食前に投与する．糖の消化管からの吸収を抑制し，消化管ペプチドの分泌を抑えるαグルコシダーゼ阻害薬は特に糖尿病合併例では有効である．

鑑別診断 **ダンピング症候群**

- 胃切除後にみられるもので，食後早期に発汗，動悸，めまい，失神などを認める早期ダンピングと，食後2～3時間後にインスリン過剰分泌によってめまい，眠気，脱力感などの低血糖症状がみられる後期ダンピングに分けられる．

ピットフォール **食後低血圧は，めまい，失神のよくある原因の1つである[3)]．**

ワンポイントアドバイス　**神経疾患，糖尿病などの既往歴がある高齢者の食後のめまい，倦怠感，失神をみたら食後低血圧を疑う．**

25

1　病歴で一発診断

最近転びやすいんです……

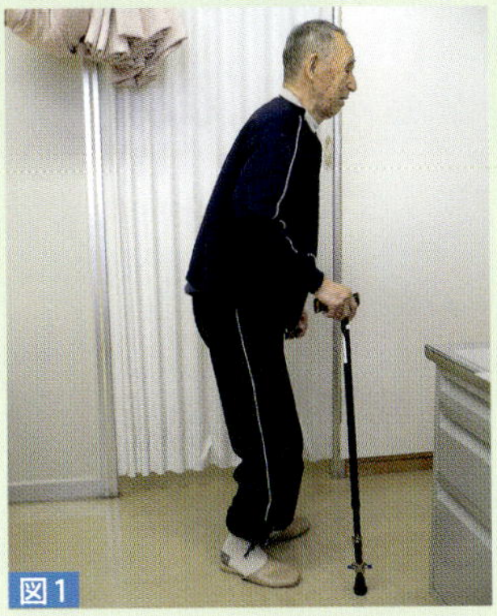

図1

症状 2週間前から動きが緩慢になり，足がスムーズに出ず転びやすいため受診した76歳の男性．認知症のため，せん妄がひどく，精神科から内服薬が追加になったという．診断は？

所見 表情，動きが乏しく，小刻み歩行である（図1）．

一発診断　薬剤性パーキンソニズム

解説

- 無動・寡動，小刻み歩行が抗精神病薬の内服開始後から出現していることから薬剤性パーキンソニズムと診断した．
- 薬剤性パーキンソニズムは薬剤の服用によりパーキンソン病類似の症状を起こしてくるものをいう．
- パーキンソン病に比較して症状の進行が速く，週単位～月単位で悪化していく．パーキンソン病とは異なり病初期から症状は両側性である．また，振戦は姿勢・動作時に目立つ不規則な振戦であり，パーキンソン病でみられる安静時の律動的な振戦とは異なる[1]．無動・寡動，小刻み歩行，すくみ足などの動作・歩行障害が目立ち，姿勢反射障害は少ない．歯車様固縮は少なく，鉛管様固縮が多い．
- 原因薬剤として頻度の高いのは，①**抗精神病薬**，②**消化器疾患治療薬**，③**降圧薬**である（表1）．服用開始から症状出現までの期間は1ヶ月以内が多く，90%は3ヶ月以内に発症する．
- 原因薬剤を中止することで数週～数ヶ月で回復するが，症状が残ってしまう場合は潜在性のパーソン病が薬剤により顕在化した可能性があり，抗パーキンソン病薬の使用を考慮する[2]．

表1　薬剤性パーキンソニズムをきたす代表的な原因薬剤

①抗精神病薬
・フェノチアジン誘導体：クロルプロマジン ・ブチロフェノン誘導体：ハロペリドール ・非定型抗精神病薬：リスペリドン ・ベンザミド誘導体：スルピリド
②抗うつ薬
③消化器疾患治療薬
・ベンザミド誘導体：メトクロプラミド，ドンペリドン
④降圧薬
・カルシウム拮抗薬：アムロジピン ・抗不整脈薬：アミオダロン ・ドパミン枯渇薬：αメチルドーパ

鑑別診断 **脳血管性パーキンソニズム**

- 頭部CT，MRIで梗塞巣を確認する．

ピットフォール **症状だけでパーキンソン病と鑑別するのは困難なことが多い．**

ワンポイントアドバイス
内服開始後，週単位～月単位で進む症状に左右差のないパーキンソン病様症状をみたら，薬剤性パーキンソニズム．

26 胸が痛いんです……と8歳の男児が

症状 2日前から38.6℃の発熱，咽頭痛があり，今朝起床時に激しい胸痛を認めたため受診した8歳の男児．白血球4,000/μL，CRP 2.0mg/dL．胸部X線写真，心電図で異常なし．診断は？

所見 胸痛は体動，深呼吸で増強する．

一発診断 ボルンホルム病（流行性胸痛症，流行性筋痛症）

解説

- 体動，深呼吸で悪化する胸痛から筋骨格系に病変があることが考えられる．発熱を伴い，胸部X線写真，心電図で異常がないことからボルンホルム病を疑い，コクサッキーウイルスB抗体価を検査したところ，抗体価が上昇しており確診した．
- ボルンホルム病は，コクサッキーウイルス（特にB群），エコーウイルスによる筋肉の発作性攣縮をきたす感染症である．胸膜や腹膜ではなく，ウイルスが筋肉自体を侵すため症状をきたすと考えられている[1]．夏に流行し，小児だけでなく成人でもみられるが，小児は成人よりも症状は軽い[2]．
- 発熱，間欠性，発作性の激しい胸痛，上腹部痛を認める．痛みは体動，深呼吸で悪化する．ほかに，頭痛，嘔吐，咽頭痛を認めることがある．乳幼児では痛みのため浅い呼吸，あえぎ呼吸などの呼吸異常で発症するものが多い[3]．
- 胸部X線写真，心電図で異常はみられない．血中の筋由来酵素は正常である[3]．
- 予後は良好で4～6日で軽快する[2]．消炎鎮痛薬の内服などで対症療法を行う．

鑑別診断 **アデノ，インフルエンザ，RS，麻疹ウイルスなどによるウイルス性胸膜炎は，通常ウイルス性肺炎が先行するため，胸部X線写真で浸潤影を認める．**

ピットフォール **頭痛，嘔吐を伴う場合は無菌性髄膜炎の合併に注意する．**

ワンポイントアドバイス **夏に発熱を伴う間欠性，発作性の胸痛を訴える小児をみたらボルンホルム病を疑う．**

27

急に目のまわりが腫れてきたんです……

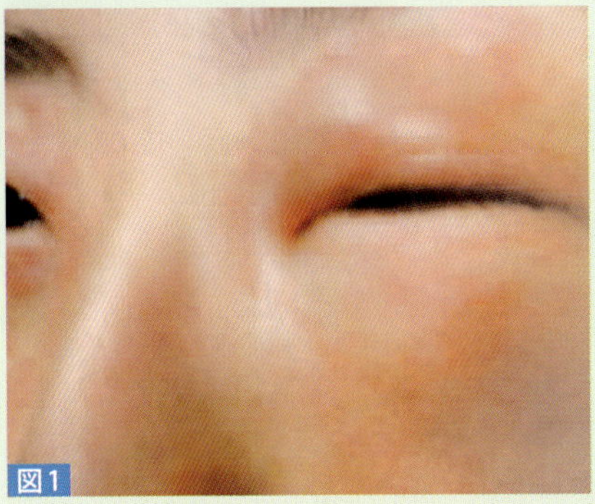

図1　(文献1より引用)

症状 歯科で処方された消炎鎮痛薬を飲み始めたら左目のまわりが腫れたため受診した58歳の男性．呼吸苦，腹痛，蕁麻疹はない．今までにも消炎鎮痛薬を飲むと目のまわりや唇が腫れるという同じ症状を繰り返している．診断は？

所見 左眼瞼に限局した腫脹を認める（図1）．

一発診断：アスピリン不耐症（NSAIDs不耐症）による血管性浮腫

解説

- NSAIDs服用後に眼瞼・口唇の血管性浮腫を繰り返していることからアスピリン不耐症と診断した．
- 血管性浮腫は，突然顔面（特に眼瞼），口唇，手足，外性器などの限局した範囲に出現する，真皮・粘膜ないし皮下組織の深部浮腫のことをいう[2)]．喉頭浮腫をきたすこともある．
- 原因は，NSAIDsのほかに，降圧薬（ACE阻害薬，ARB，カルシウム拮抗薬），エストロゲン製剤，血液製剤などの薬剤，寒冷，運動，振動などの物理的刺激，特発性などがあげられる[3)]．
- アスピリン不耐症は，酸性NSAIDsや食品色素，防腐剤，食物に含まれるサリチル酸類似物質の摂取により，喘息，鼻炎，蕁麻疹，血管性浮腫などI型アレルギーに類似した過敏症状をきたすものをいう．NSAIDsのシクロオキシゲナーゼ（COX）阻害作用が症状発現に関与しているとされているが，不明な点も多い．
- 特定のNSAIDsでのみ症状が誘発されるNSAIDsアレルギーとは区別される．
- アスピリン不耐症は，IgE抗体を介したアレルギー反応ではないので，IgE抗体，皮内テストなどのアレルギー検査では診断できない．問診と内服誘発試験でのみ診断するが，内服誘発試験は喉頭浮腫などの重篤な症状を惹起することがあるため，迅速な処置ができるよう入院のうえ行う．
- 原因となる薬剤の服用を避け，どうしても使用が必要な場合は，塩基性NSAIDs，アセトアミノフェンを使用する．サリチル酸含有量の多い食品や食品添加物を多く含む食物を避けるように指導する．

鑑別診断 **急性に眼瞼浮腫をきたす疾患として下記を鑑別する．**

①**接触性皮膚炎**：何らかの刺激による皮膚の局所の炎症．

②**急性結膜炎**：結膜の充血，眼脂，流涙などを確認する．

③**蜂窩織炎**：発赤，熱感，疼痛，腫脹を認める．

ピットフォール **NSAIDsアレルギーは特定のNSAIDsだけを避ければよい．アスピリン不耐症はすべての酸性NSAIDsを避け，塩基性NSAIDsを使用する．**

ワンポイントアドバイス：**NSAIDs服用後に限局性浮腫を繰り返していたら，アスピリン不耐症．**

28 今朝からめまいがするんです……

症状 今朝起床時に突然ぐるぐる回るようなめまいが生じ，嘔気・嘔吐を認めたため受診した48歳の女性．受診時にめまいはなく，耳鳴り，難聴，頭痛もない．神経学的所見に異常なし．既往歴，内服歴なし．診断は？

所見 Dix-Hallpike法を施行したところ，右向き懸垂頭位で，潜時を伴う上向性・回旋性眼振を認めた．眼振は1分以内に消失した．

一発診断 良性発作性頭位めまい症（BPPV）

解説

- 起床時という頭位変換時にみられた，蝸牛症状を伴わない，持続時間の短い回転性めまいで，Dix-Hallpike法で潜時を伴う上向性・回旋性眼振を認めたことから良性発作性頭位めまい症（benign paroxysmal positional vertigo：BPPV）と診断した．
- BPPVは，頭位変換に伴って生じる末梢性めまいで，日常臨床で最もよく遭遇するめまいである．本来，卵形嚢の中にあるべき耳石が三半規管内に入り込み，頭位変換に伴って三半規管内を移動することで生じる．仰臥位では，後半規管が内耳の中で最も低い位置となるために後半規管型のBPPVが大部分を占める[1]．
- 耳石が動くような頭位変換時に，多くは2分以内の回転性めまいが起きる．一定方向の頭位変換，たとえば，右を向く時にめまいが出現するのが特徴である．寝返り，起床・就寝時，棚の上の物をとるような上向き，洗顔のような下向きなどの頭位で誘発される．頭位を変換してめまいが出現するまでには数秒以上の潜時を伴う．同じ頭位を繰り返すとめまいが軽減していくため（慣れの現象），午後になると改善傾向になる．めまいは回転性ではなく，浮動感のこともある．嘔気・嘔吐を伴うが，耳鳴り・難聴の蝸牛症状はない．

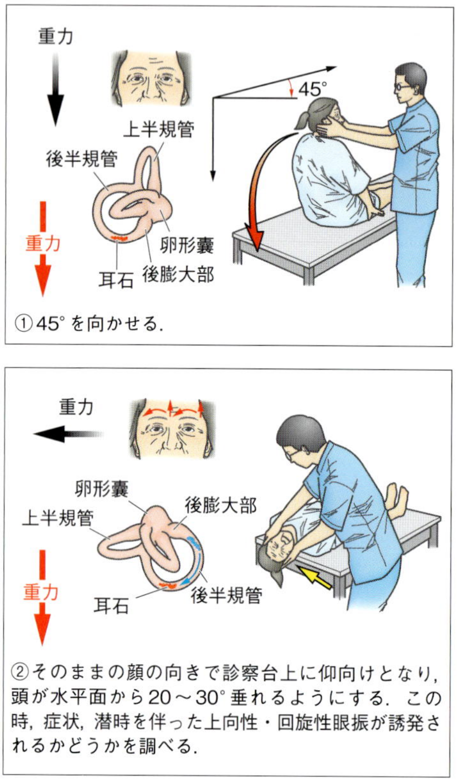
重力
45°
上半規管
後半規管
重力
卵形嚢
耳石
後膨大部
①45°を向かせる．
重力
卵形嚢
後膨大部
上半規管
重力
耳石
後半規管
②そのままの顔の向きで診察台上に仰向けとなり，頭が水平面から20～30°垂れるようにする．この時，症状，潜時を伴った上向性・回旋性眼振が誘発されるかどうかを調べる．

図1 Dix-Hallpike法（右後半規管型BPPVの場合）
（文献2より引用改変）

- 診断は，後半規管型に有用な**Dix-Hallpike法**を行う（図1）．BPPVであれば上向性・回旋性眼振が出現し，懸垂頭位から座位に戻した時に反対方向の眼振が出現する（方向交代性眼振）．ただし，Dix-Hallpike法の陽性的中率は83%，陰性的中率は52%なので，症状が再現されないからといって否定はできない[3]．
- 治療はDix-Hallpike法から直接移行できるEpley法を行い，耳石を元の位置である卵形嚢内に戻す（図2）．80%の患者で有効である[4]．

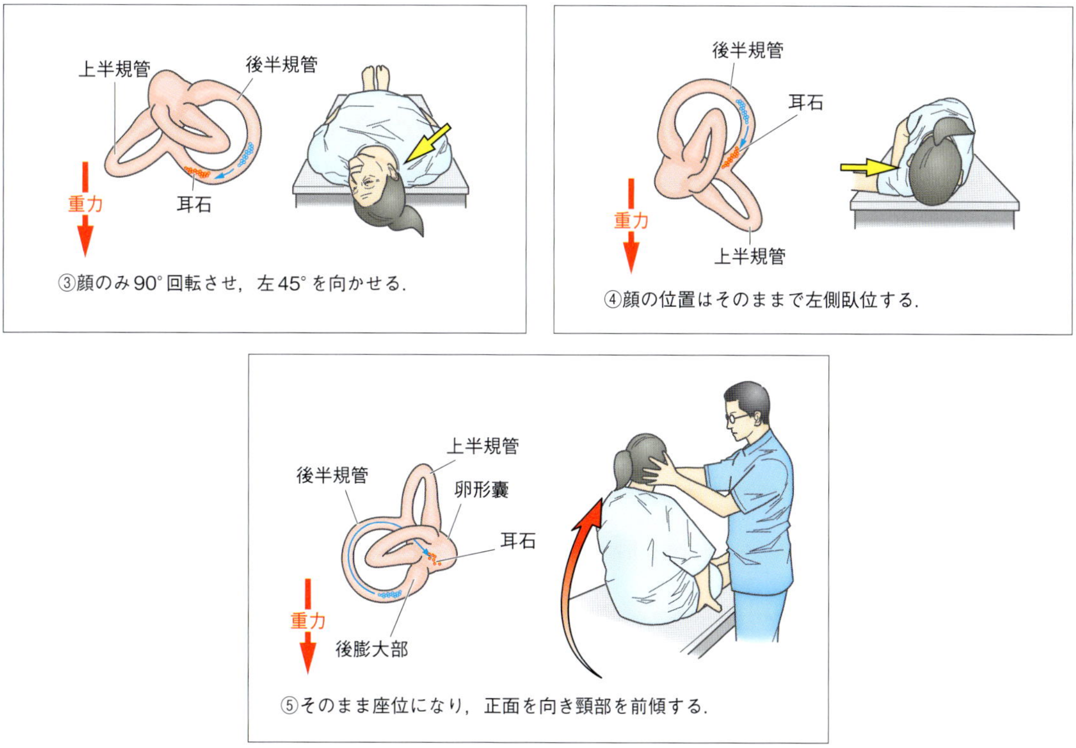

③顔のみ90°回転させ，左45°を向かせる．

④顔の位置はそのままで左側臥位する．

⑤そのまま座位になり，正面を向き頸部を前傾する．

図2 Epley法（右後半規管型のBPPVの場合）
＊図1の②に引き続き③以降を行う．
（文献2より引用改変）

鑑別診断① **メニエール病**

- 蝸牛症状を伴い，めまいの持続時間が数日と長い．

鑑別診断② **前庭神経炎**

- 蝸牛症状を伴わず，めまいの持続時間が数日と長い．非注視時に健側方向への方向固定性の水平または回旋性眼振を認め，注視時に抑制される．平衡失調が強く，立位で体幹が患側へ傾き，閉眼時に強くなる．上気道炎が先行することが多い．

鑑別診断③ **小脳梗塞**

- 指鼻試験，手回内回外試験，膝踵試験で失調の有無を調べる．眼振は注視で抑制されない．

鑑別診断④ **突発性難聴**

- 突発する高音性難聴でめまいを伴う．

ピットフォール **末梢性めまいの中で最も多いのはメニエール病ではなくBPPV．回転性めまいだからといって，必ずしも末梢性とは限らない．15％は中枢疾患．**

ワンポイントアドバイス **寝返りで誘発される持続時間が数分以内の回転性めまいはBPPV．**

29 おしっこが近いんです……と70歳の女性が

症状 最近おしっこが近く，トイレに間に合わないことがあるため受診した，特に既往のない70歳の女性．他院で過活動膀胱といわれ，内服薬を処方されたが改善がないという．診断は？

所見 尿検査は異常なし．追加の問診にて，陰部の乾燥感，かゆみを認めた．

一発診断　萎縮性腟炎（老人性腟炎）

解説

- 過活動膀胱様の排尿症状に加え，外陰部の乾燥感，掻痒感を伴い，尿検査で異常がないことから萎縮性腟炎による排尿障害と診断した．
- 萎縮性腟炎は，エストロゲンの分泌低下により腟粘膜の萎縮・菲薄化，乳酸桿菌の減少が起こり，自浄作用が低下するために生じるものをいう．閉経後女性の40％に症状がみられる[1)]．
- 腟の乾燥感が最も多い症状で，灼熱感，掻痒感，不正性器出血，白色から黄色で悪臭のある帯下，性交痛，性交後出血などを訴える．尿路の萎縮も起こるため，排尿困難，排尿時痛，頻尿，尿意切迫感，切迫性尿失禁，血尿なども生じる[2, 3)]．
- 内診では，腟は乾燥して光沢，発赤があり，腟粘膜に点状出血を認め，外陰部の伸展性が低下している．恥毛は薄くなる．
- エストロゲン製剤の内服や腟内投与を行う．

鑑別診断 **過活動膀胱様症状をきたす疾患は下記のように多岐にわたる．**

①**膀胱の異常**：膀胱癌，膀胱結石，間質性膀胱炎
②**膀胱周囲の異常**：子宮内膜症，性器脱
③**前立腺の異常**：前立腺肥大症，前立腺癌
④**感染症**：尿路感染症，尿道炎，前立腺炎
⑤**その他**：多尿，夜間頻尿，心因性頻尿

ワンポイントアドバイス　**閉経後の女性で，陰部の乾燥感，かゆみを伴う過活動膀胱様の訴えがあれば萎縮性腟炎を疑う．**

30 ゼーゼーするんです……

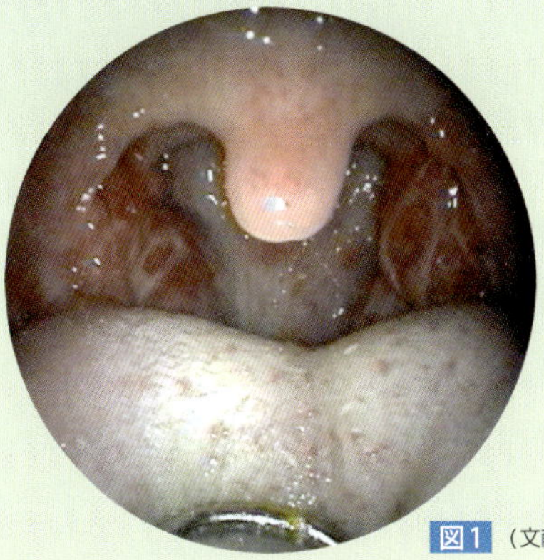

図1（文献1より引用）

症状 数日前から鼻汁・鼻閉が強く，咳も出るようになり，寝ていると喉元でヒューヒューと音がするため喘息を心配して受診した，アレルギー性鼻炎で抗アレルギー薬を内服している28歳の女性．聴診で呼気時に両肺野で喘鳴を聴取し，喉元で最も音が強かった．診断は？

所見 鼻汁が咽頭後壁に流れ落ちてきている（図1）．

一発診断：上気道咳嗽症候群（UACS）による喘鳴

解説

- 鼻症状，喘鳴があり，咽頭所見から上気道咳嗽症候群（upper airway cough syndrome：UACS）［これまで後鼻漏症候群（postnasal drip syndrome：PNDS）と呼ばれていた一群］と診断した．
- 喘鳴をきたす最も多い原因は気管支喘息ではなく，UACSである[2)]．特に，胸郭外である声帯の位置で最も強く聴取する喘鳴の場合には強く疑われる（表1）[2)]．

表1　胸郭外である声帯の位置で喘鳴を聴取する疾患

①後鼻漏
②アナフィラキシー
③咽後膿瘍
④声帯機能不全
⑤悪性腫瘍

- 後鼻漏の原因として，急性鼻咽頭炎，アレルギー性鼻炎，血管運動性などの非アレルギー性鼻炎があげられ，鼻汁・鼻閉などの鼻症状，頻回の咳払い，嗄声，喉に鼻汁が落ちてくる感じ，喉のむずむず感などの自覚症状がある．身体診察では，咽頭粘膜に敷石状の浮腫や鼻汁の垂れ込みがみられることがある．
- 第1世代の抗ヒスタミン薬が第一選択薬である[3)]．副作用が少ないといわれている第2世代以降の抗ヒスタミン薬では効果が乏しい．

ピットフォール 喘鳴を聴取しても気管支喘息とは限らない．鼻症状の有無を確認しよう．

ワンポイントアドバイス 喘鳴をきたす最も多い原因はUACS．

31

急に息苦しくなったんです……

症状 電車に乗っていたら急に動悸がして息苦しくなり，めまい，手足のしびれが出てきたため救急車で搬送された24歳の女性．このまま死んでしまうのではないかと思ったという．以前にも同じ症状で心臓神経症といわれたことがあるという．診断は？

所見 身体所見で異常なし．心電図，胸部X線写真，採血で異常なし．

一発診断 パニック発作

解説

- 循環器（動悸），呼吸器（息苦しさ），神経系（めまい，しびれ）の症状に加え，死んでしまうのではないかという恐怖感があり，検査所見で異常がなく，以前にも同様の症状を繰り返していることから，パニック発作と診断した．
- パニック発作とは，表1の13症状のうち4つ以上が，特に誘因なく突然生じるものをいう．

表1 パニック発作の症状

①動悸，②胸痛・胸部不快などの循環器症状
③嘔気・腹部不快などの消化器症状
④息苦しさ，⑤窒息感などの呼吸器症状
⑥めまい，⑦しびれ，⑧発汗，⑨冷感・熱感，⑩ふるえなどの神経系症状
⑪死んでしまうのではないか，⑫気が変になってしまうのではないかという恐怖感
⑬現実感の消失

- 症状は10分以内にピークに達し，60分以内に治まる．この予期せず起こる発作が繰り返されるために，また発作が起きるのではないかという予期不安を生じ，生活に支障が出てくるものをパニック障害と診断する．生涯有病率は男性で2%，女性で5%といわれている[1]．
- 次の2つの質問が診断確定に役立つ（感度94～100%・特異度25～59%）[2]．
  ①過去6ヶ月の間に，突然，恐怖や不安，落ち着きのなさを感じるような発作がなかったか．
  ②過去6ヶ月の間に，理由もなく動悸がしたり，気を失いそうになったり，息ができないような感じになったりする発作がなかったか．
- 発作を繰り返すと，重大な身体疾患が隠れているのではないかという心配（心気症）を生じることがある．また，以前にパニック発作を起こしたことがある状況や場所を恐れたり（広場恐怖），それらの場所を避けるようになる（回避行動）ことがある．うつ病，気管支喘息，過敏性腸症候群，片頭痛，冠動脈疾患の合併率が高いといわれる[1]．
- 発作時の治療にはベンゾジアゼピン系抗不安薬が用いられ，慢性期の治療には選択的セロトニン再取り込み阻害薬を開始し，効果発現までの間はベンゾジアゼピン系抗不安薬を併用する．発作で死ぬことはないという保証を与えるとともに，身体症状に対する悪循環を断ち切るために認知行動療法を行う．

鑑別診断① **パニック発作様の症状をきたす器質的疾患を除外する.**

- 例：動悸→発作性上室性頻拍，息苦しさ→気管支喘息，胸痛→気胸，めまい→良性発作性頭位眩暈症，など

鑑別診断② **過換気症候群**

- パニック発作では過換気となることがあるが，過換気発作のすべてがパニック発作の診断基準を満たすわけではない.

ワンポイントアドバイス **多彩な身体症状に，死んでしまうのではないかという恐怖感，現実感の消失があればパニック発作.**

一発診断エクストラ

③64歳女性．ついでにここもみてくださいと……膝窩に脂肪腫？

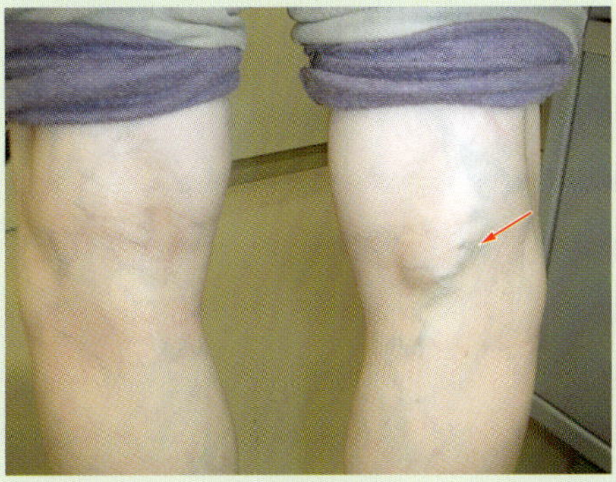

- 弾性軟で，圧迫すると膝前部に波動が伝わることから，膝関節腔と交通する滑液包と考え，滑液包の突出である**ベーカー嚢腫（膝窩部嚢腫）**と診断した.
- 膝の裏のつっぱり感，違和感を訴えることがある.
- 滑液包が破裂すると下腿の浮腫，疼痛を呈し，深部静脈血栓症との鑑別が必要になることもある.

32 歩くと足がしびれてくるんです……

症状 3ヶ月前から歩行時に左下肢の痛み，しびれがあるため受診した70歳の男性．痛みは安静，座位で軽快し，立位，後屈で増強する．痛みのため途中で休まないと歩けない．診断は？

所見 足背動脈，後脛骨動脈を良好に触知し，下肢の知覚・筋力・腱反射は正常で，SLR試験は陰性であった．左側に後背屈させると症状が悪化した．

一発診断　腰部脊柱管狭窄症（神経根型）

解説

- 高齢者の慢性に経過した間欠性跛行を伴う腰下肢痛で，姿勢の変化で症状が悪化することから腰部脊柱管狭窄症（神経根型）と診断した．
- 腰部脊柱管狭窄症は，何らかの原因で脊柱管が狭小化し，その内部にある神経根や馬尾が圧迫され血流障害を生じることで症状を呈する病態である．原因として変形性脊椎症，腰椎すべり症，側彎症などがあげられる．
- 歩行によって徐々に症状が出現，悪化して，休息すると症状が軽快して歩けるようになる間欠性跛行がみられる．本症による間欠性跛行は立ち止まるだけではよくならず，しゃがんだり，座って休息することで痛みが軽快する．症状は腰部の姿勢と関係しており，立位，後屈で悪化し，臥位，前屈で改善する．立位で患側に後側屈させると下肢症状が誘発される（Kemp徴候）．感覚障害，運動障害は50％の患者でしかみられない[1]．腰痛を訴えることは少なく，腰痛の原因の3％といわれている[2]．
- 症状に応じて表1の3つのタイプに分類される．

表1　腰部脊柱管狭窄症の分類

①神経根型	腰下肢痛，殿部痛，坐骨神経痛（主に片側）
②馬尾型	両下肢のしびれ・脱力（痛みはない），膀胱直腸障害， 足底の異常感覚，会陰部のしびれ，陰茎勃起
③混合型	両者が合併したもの

- 単純X線写真で椎間狭小，骨棘形成，側彎などを確認する．脊柱管の狭窄の程度を確認するためCT，MRIを撮影する．
- 消炎鎮痛薬，プロスタグランジン製剤，ビタミン剤などの薬物療法を行い，長時間の立位や歩行を控えるなど動的圧迫を避けるような生活指導をする．膀胱直腸障害を認める場合，安静時のしびれを認める場合，日常生活に制限がある場合などは外科的除圧術を行う．

鑑別診断① **閉塞性動脈硬化症**

- 本症による間欠性跛行は姿勢，立位とは無関係で歩行時，特に上り坂で出現し，立ち止まるだけで痛みが消える．足関節/上腕血圧比（ABI）を測定する．末梢動脈の触知を行う．

鑑別診断② **梨状筋症候群**

- 坐骨神経が梨状筋で圧迫されるために坐骨神経痛を認める．腰椎に異常はない．股関節の屈曲・内旋（横座りなど）で殿部の痛みが増強する（Freiberg test）．女性に多い．

鑑別診断③ **癌の転移**

- 安静時痛，経過が進行性の場合に疑う．

ピットフォール **60歳以上の20％以上に画像検査で脊柱管の狭窄を認めるので，画像所見だけで診断しない[1]．腰部脊柱管狭窄症と閉塞性動脈硬化症が併存している場合がある．**

ワンポイントアドバイス **間欠性跛行を伴う腰下肢痛で，ABIが正常ならば腰部脊柱管狭窄症．**

一発診断エクストラ

④40歳男性．虫垂炎を疑って腹部X線写真を撮ってみたら……虫垂の石灰化？

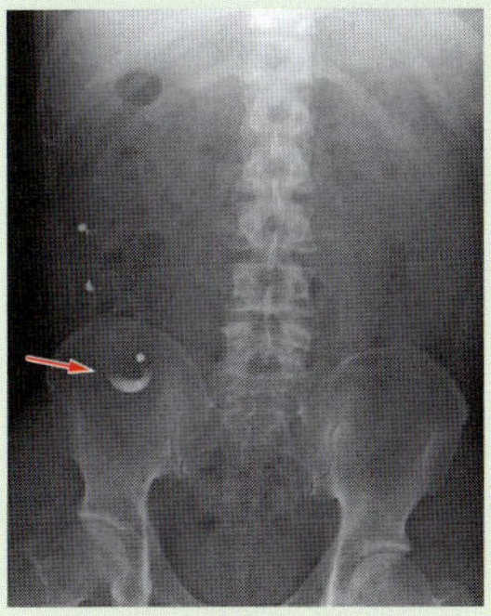

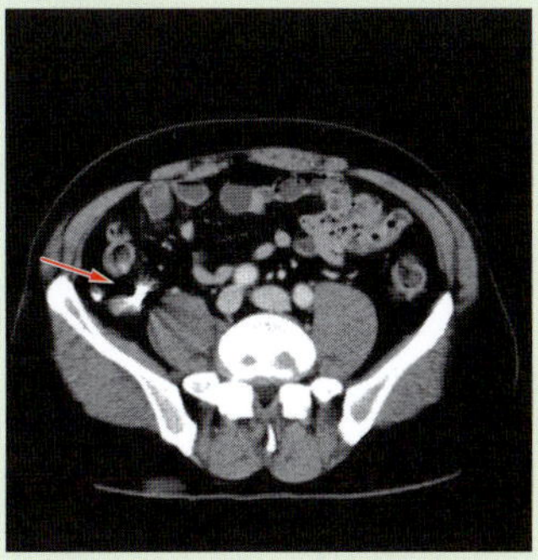

- 右下腹部痛患者の腹部X線写真で，上行結腸と虫垂の部位に一致してX線不透過像を認めた．
- 1ヶ月前に胃バリウム検査を受けていることから**バリウム虫垂炎**と診断した．
- 通常の虫垂炎よりも，穿孔，壊死を起こしやすいため早期に外科的治療を行う必要がある．（上行結腸のバリウムの溜まりは憩室）

33

2　身体所見で一発診断

歩く と息苦しいんです……①

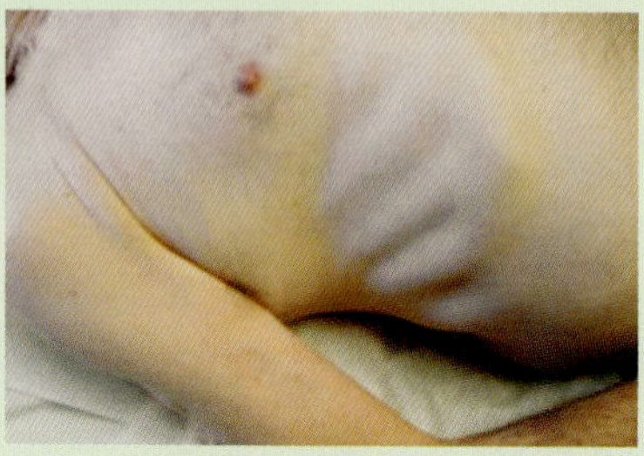

図1　胸郭の視診　(文献1より引用)

症状 歩行時の呼吸困難を訴えて受診した1日15本喫煙する72歳の男性．胸郭の動きを観察した．基礎疾患は？

所見 吸気時に肋間が内側に陥凹していた．

一発診断　慢性閉塞性肺疾患(COPD)

解説

- 正常では，胸郭下部は吸気時に外側に向かって膨らむが，図1のごとく反対に内側へ陥凹することを Hoover's sign といい，COPDの診断に有用である(感度58%，特異度86%，陽性尤度比4.16)[2, 3]．
- これは，肺の過膨張により横隔膜が平坦化すると，吸気時に横隔膜が内側に向かって収縮するため，胸部下部が内側に引っぱられるためである(図2)．触診でも胸郭が内側へ陥凹するのを感じることができる．
- 急性増悪時に Hoover's sign が陽性でも，治療により改善傾向になると消失することもある．慢性的に Hoover's sign が認められる場合は予後数年といわれている．

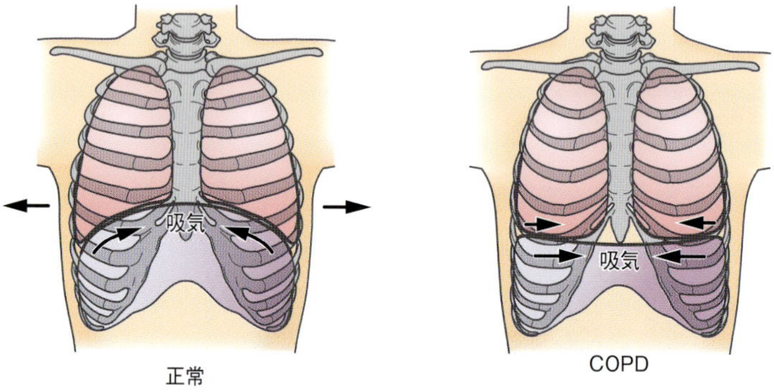

図2　吸気時の横郭膜・胸郭下部の動き

鑑別診断 **心不全，気管支喘息，重症肺炎**

- 心不全，気管支喘息，重症肺炎(特に小児)でも Hoover's signはみられるが頻度は少ない[1]．

ワンポイントアドバイス　**胸郭下部が吸気時に内側に陥凹したら COPD.**

34 足がむくむんです……

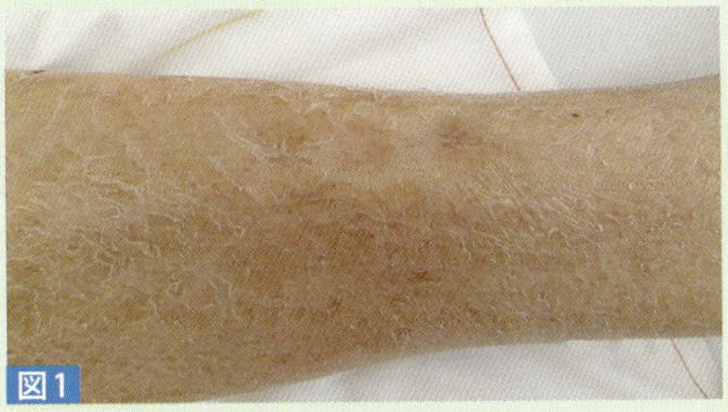
図1

症状 高血圧・心房細動で定期通院中であったが，最近になって労作時の呼吸困難が出現してきた68歳の男性．呼吸音ではcoarse crackleを聴取．診断は？

所見 両下腿（左＞右）に圧痕性浮腫を認めた．浮腫の部分を強く押すと40秒経っても痕がついたままだった（図1）．

一発診断 心不全による下腿浮腫．低アルブミン血症による浮腫ではない．

解説

- 高血圧・心房細動という心不全のリスク要因を持ちslow edemaであったため，心不全による下腿浮腫と診断した．

A. 浮腫で確認すべき7つの事項

①部位：全身性（両側性）・局所性（片側性）
②発症までの経過：急性・慢性・日内変動の有無
③pitting edemaか？　non-pitting edemaか？（→Bへ）
④全身症状の有無：体重増加・呼吸困難・発熱など
⑤局所症状の有無：発赤・疼痛・熱感・皮膚の変化など
⑥内服歴：追加・変更となった薬があるか
⑦手術歴：リンパ浮腫の可能性があるか

B. pit recovery time（凹みが元に戻るまでの時間）

- 発症3ヶ月以内のpitting edemaでは，血清アルブミン濃度と浮腫を指で押してできた圧痕が元に戻るまでの時間に相関がある[1]．
- 浮腫の部分を10秒間圧迫してみる．
  - ①40秒以内に戻る（fast edema）
    →低アルブミン血症（＜3g/dL）が原因
  - ②40秒以上かかって戻る（slow edema）
    →低アルブミン血症は否定的
    →心不全など静脈圧の上昇が原因

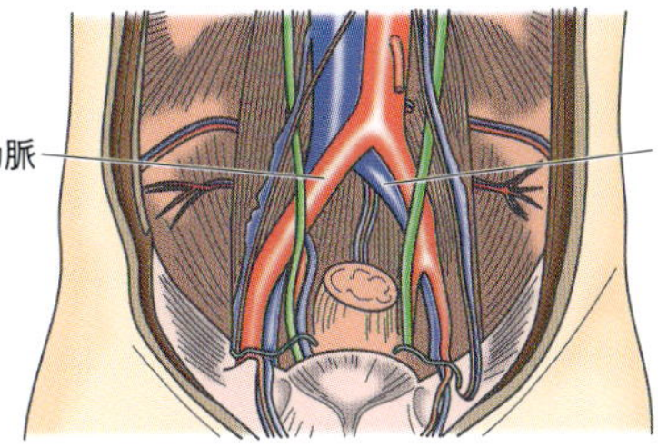

図1 左総腸骨静脈と右総腸骨動脈の位置関係

C. 左（＞右）下腿に強い浮腫

- 左総腸骨静脈は右総腸骨動脈の下を走行するため同部で圧迫され（図1），総腸骨静脈は正常でも右より左のほうが圧は高く，静脈圧が上昇する疾患（心不全など）では左下腿のむくみがより強くなる．

ピットフォール 片側性の浮腫は深部静脈血栓症，蜂窩織炎，リンパ浮腫を考える．

ワンポイントアドバイス pitting edemaをみたら，pit recovery timeと左右差をチェックしよう．

35

2　身体所見で一発診断

足の裏が痛いんです……

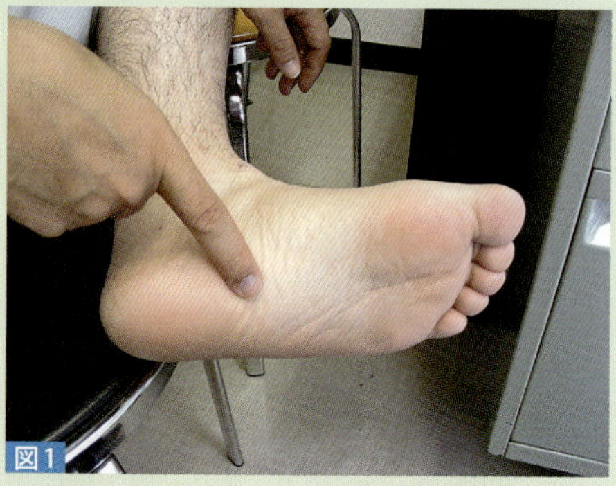
図1

症状 左足底の踵寄りのところが数ヶ月前から痛いため受診した34歳の男性．診断は？

所見 足底腱膜の踵骨への付着部に圧痛を認める（図1）．

一発診断　足底腱膜炎

解説

- 成人の踵部痛で，足底腱膜の起始部に圧痛があることから足底腱膜炎と診断した．
- 足底腱膜の踵骨への付着部（踵骨隆起）および周囲組織に炎症が起こり，同部位に圧痛を生じるものを足底腱膜炎という（最近は非炎症性の変性過程と考えられており，足底腱膜症と呼ぶほうが適切かもしれない）（図2）[1]．
- 原因として加齢，肥満，長時間の立ち仕事，よく歩く仕事，凹足，扁平足などがあげられる．
- 起床時の，特に第1歩目に疼痛が強い．また，しばらく腰をかけた後で立ち上がって歩き出す時にも疼痛が生じる[1]．初期には歩行するうちに疼痛は消失するが，次第に歩行時でも痛みを認めるようになる．足底腱膜の付着部だけでなく，腱膜中央部にも圧痛を認めることがある．他動的に母趾を背屈させたり，つま先立ちをしたりして足底腱膜を緊張させると痛みを誘発しやすい[2]．発赤，熱感，腫脹は通常みられない．
- 安静，ストレッチ，消炎鎮痛薬で保存的に加療する．改善が乏しい場合は，足底挿板の作製，ステロイドの局所注入を行う．

ピットフォール **X線写真で踵骨棘を認めることもあるが，骨棘の有無と症状は関連がない（図3）[2]．**

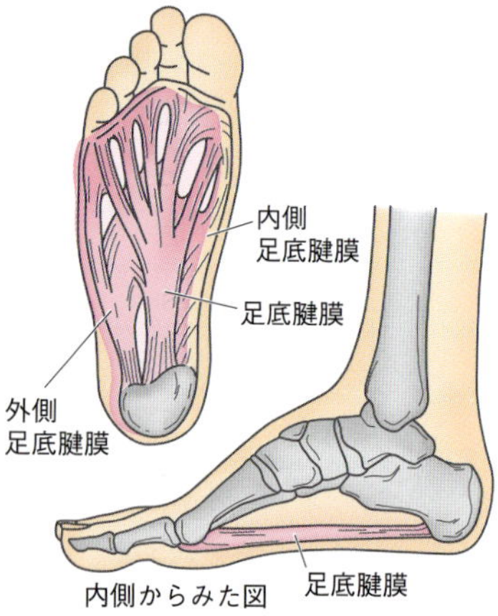

図2　足底の解剖

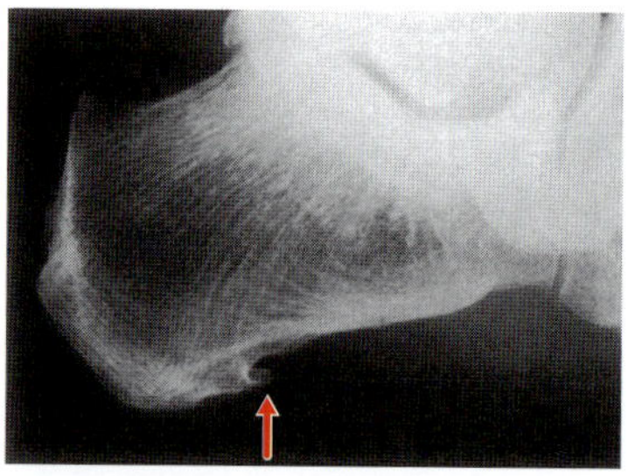
図3　踵骨の骨棘（→の箇所）
（文献2より引用）

ワンポイントアドバイス **足底の踵に近い部分の痛みは足底腱膜炎．**

物忘れがひどくて，歩けなくなってきたんです……

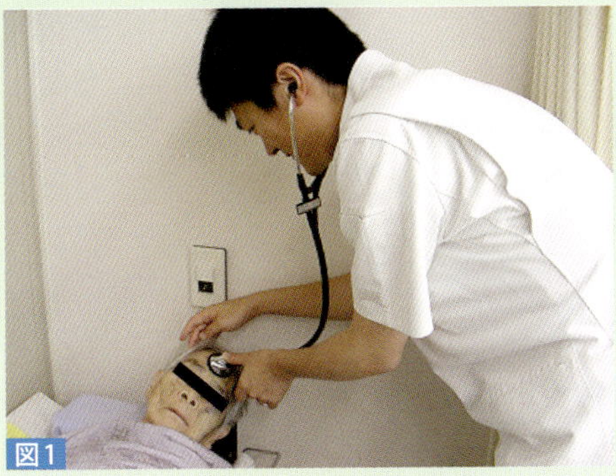
図1

症状 1ヶ月前まではまったく健康で身のまわりのことも自分でできていたが，ここ最近，急に物忘れが激しくなり，まっすぐ歩くこともできなくなってきたため家族とともに受診した85歳の女性．ある疾患を疑い，額中央部に聴診器をあてて右のこめかみを叩いた（図1）．予想される所見，診断は？

所見 右側で左よりも振動音が低下していた．

一発診断 慢性硬膜下血腫

解説

- 片麻痺，歩行障害，意識障害，痙攣，頭痛，記銘力低下などの症状がある場合に慢性硬膜下血腫が疑われる．
- 本例では亜急性の認知機能低下，歩行障害があり，頭部の打診で頭蓋内病変が疑われたため，頭部CTを撮影したところ，三日月様の低吸収領域を認めたため慢性硬膜下血腫と診断した（図2）．
- 打診をしてその振動音を聴く診察法をauscultatory percussionという．これにより頭蓋内病変を推測することができる[1]．聴診器の膜型をこめかみにあてて，聴診しながら額中央部を軽く叩き，振動音が低下している場合に慢性硬膜下血腫が疑われる（注：図1では，額中央部に聴診器をあてて，左右のこめかみを叩いて評価している）．

鑑別診断 正常圧水頭症

- 精神活動の低下，歩行障害，尿失禁が三徴候．頭部CTで脳室の拡大を確認する．

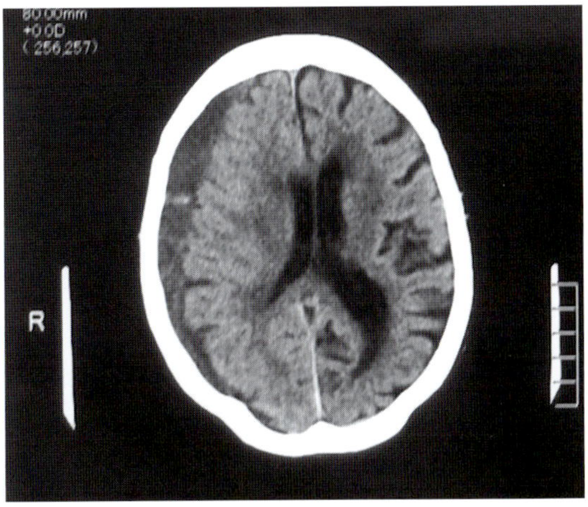

図2 慢性硬膜下血腫のCT所見

ワンポイントアドバイス auscultatory percussionで振動音が低下していれば頭蓋内病変を疑う．

37

転んで太ももが痛いんです……

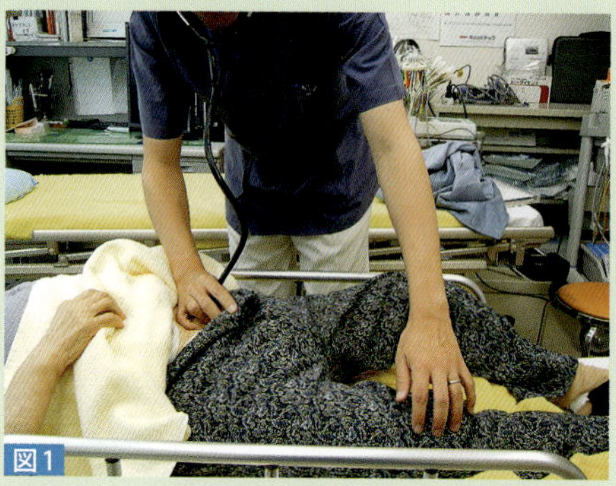
図1

症状 雪道で転倒し右足が痛くて動けないため救急車を要請した80歳女性．骨折を疑い聴診器を恥骨結合部にあて膝蓋骨を打診した（図1）．予想される所見，診断は？

所見 右の膝蓋骨を打診したところ振動音が低下していた．

一発診断　大腿骨頸部骨折

解説

- ベル型の聴診器を恥骨結合部にあて聴診しながら膝蓋骨を打診し，痛みのある側で振動音の低下が認められれば骨折が疑われる[1)]．この診察法を auscultatory percussion という．
- 大腿骨頸部骨折では，X線写真で骨折の診断が困難な場合がある．この時，auscultatory percussion で骨折の確診を高めることができる．感度は96％，特異度は86％で，陽性尤度比6.73である[2)]．
- また，転倒の病歴に加え，下肢の外旋と短縮があれば（図2），大腿骨頸部骨折が強く疑われる．

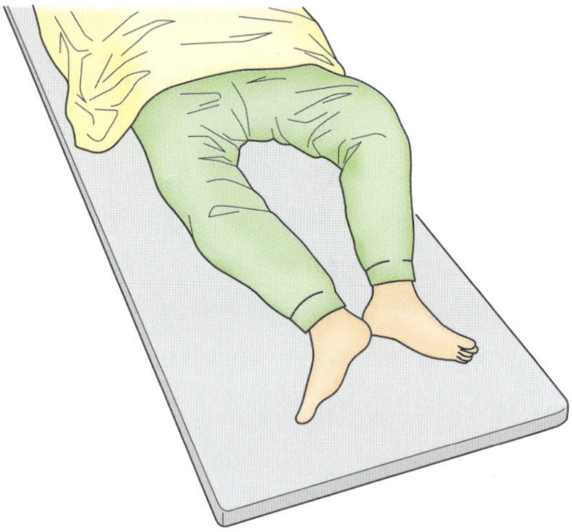
図2 大腿骨頸部骨折を疑う肢位

ワンポイントアドバイス　auscultatory percussion で振動音の低下があれば大腿骨頸部骨折．

38 太ももの外側がしびれるんです……

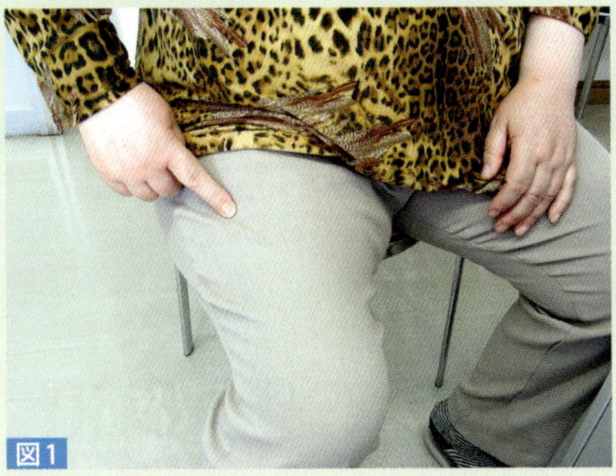
図1

症状 最近太もももがピリピリとしびれるため受診した肥満傾向にある50歳の女性（図1）．筋力，腱反射はいずれも正常．診断は？

所見 外側大腿皮神経の分布域にしびれを認める．

一発診断 外側大腿皮神経痛（知覚異常性大腿神経痛，Roth-Bernhardt症候群）

解説

- 外側大腿皮神経の分布域である大腿正面から外側（図2）にかけてのしびれで，筋力，腱反射に異常がないことから外側大腿皮神経痛と診断した．
- 外側大腿皮神経が鼠径靱帯を通る時に圧迫されて生じる絞扼性神経障害の1つといわれている[1)]．若年から中年の女性に多く，肥満，妊婦，きつい衣服による圧迫，長時間の立位や歩行が誘因となる[2)]．
- ピリピリ，チクチクする痛み，しびれなどの知覚異常（dysesthesia）を認め，服が当たるだけで痛いと訴えることもある．大腿の伸展で増悪し，座位で軽減する[3)]．
- 腰椎神経根障害とは異なり，筋力，腱反射は正常であり，腰痛やsciatic notchの圧痛はなく，下肢伸展挙上（SLR）試験も陰性である[4)]．

ピットフォール **高齢者では，外側大腿皮神経痛の原因として糖尿病，アルコール，腹水，骨盤内腫瘤も考えておく[3, 4)]．**

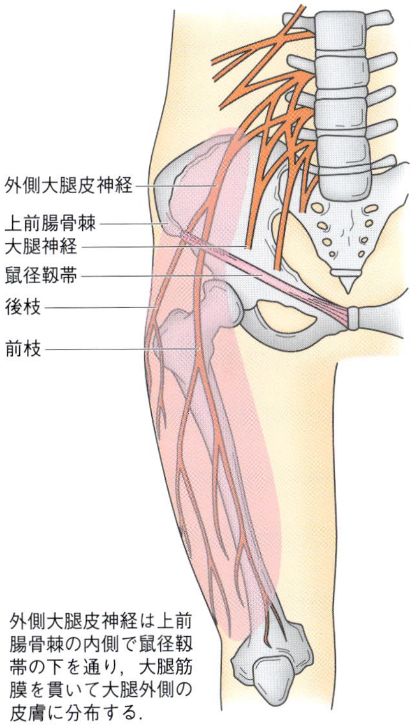

外側大腿皮神経
上前腸骨棘
大腿神経
鼠径靱帯
後枝
前枝
外側大腿皮神経は上前腸骨棘の内側で鼠径靱帯の下を通り，大腿筋膜を貫いて大腿外側の皮膚に分布する．

図2 外側大腿皮神経の走行

ワンポイントアドバイス **太った中年女性の大腿正面から外側にかけてのしびれは，外側大腿皮神経痛．**

39

指がしびれて，力が入らないんです……

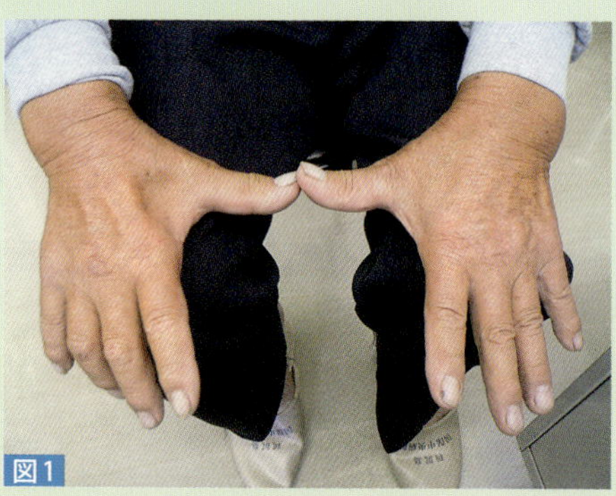

図1

症状 数ヶ月前から右手指がしびれて，ジュースの蓋を開けることができないため受診した，漁師をしている76歳の男性．肘をしっかり伸ばすことができず，肘を曲げるとしびれは強くなる．診断は？

所見 右手の背側骨間筋の萎縮，第4・5指の伸展不良，右手掌の外側の感覚低下がみられた（図1）．

一発診断 変形性肘関節症による肘部管症候群（尺骨神経麻痺）

解説

- 筋萎縮と感覚障害の分布，典型的な鷲手から尺骨神経麻痺が疑われ，肘関節の伸展不良と動作により症状が強くなることから，変形性肘関節症による肘部管症候群と診断した．
- 肘部管症候群は，上腕骨内顆の尺骨神経溝で尺骨神経が圧迫される絞扼性神経障害である[1]．
- 原因として，変形性肘関節症，職業（overuse），ガングリオン，肘周囲の骨折の既往などがあげられる．
- 環指尺側・小指のしびれ（図2）と握力の低下を認め，進行すると，背側骨間筋，小指球筋の萎縮を認め，巧緻運動が難しくなってくる．また，環指・小指の虫様筋麻痺のため，MP関節の過伸展，PIP関節，DIP関節が屈曲して鷲手 claw hand となる（図3）．
- 肘に鈍痛を訴えることがある．

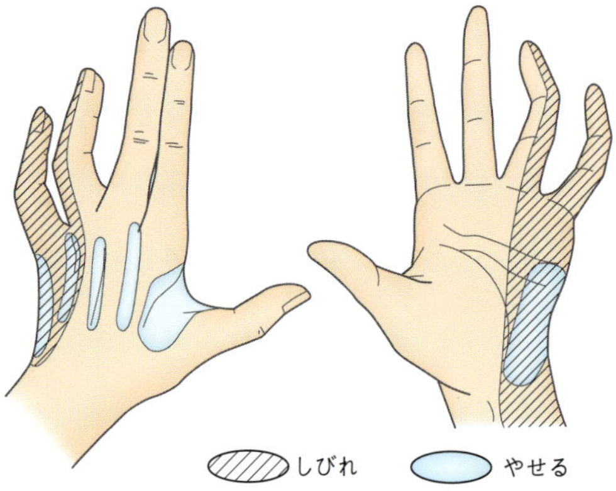

図2 肘部管症候群でのしびれと筋萎縮の部位

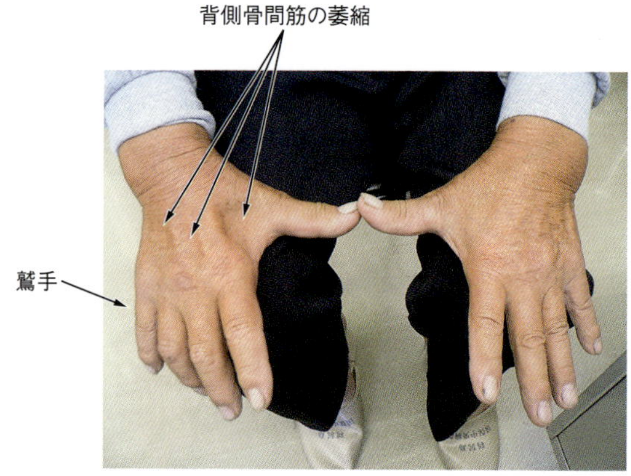

図3 鷲手

- 下記の身体所見により診断する[2].
  ①**Tinel 徴候（感度70％・特異度98％）**：尺骨神経溝に沿って叩くと，しびれが生じる.
  ②**肘関節屈曲試験（感度75％・特異度99％）**：肘関節を屈曲，手関節を背屈位に保持して60秒以内に症状が増悪する.
  ③**圧迫試験（感度89％・特異度98％）**：肘部管を直接60秒間圧迫して症状が増悪する.
  ④**フローマン徴候（図4）**：両手の母指と示指で紙をはさんで引っぱり合うと，母指のIP関節が屈曲する.

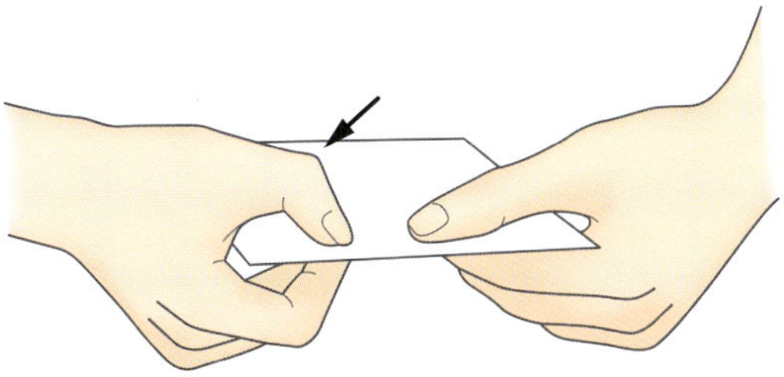
図4 フローマン徴候

- 肘関節屈曲試験と圧迫試験を組み合わせると感度98％・特異度95％となる.
- 対症療法で経過をみていても症状が進行することが多いので，早期に手術することが望ましい.

鑑別診断① **第8頸部神経根症**

- 小指のしびれは共通するが，環指のしびれは尺側だけでなく橈側でもみられる．頸部，肩甲骨部の痛みを伴い，頸部を後方に倒すとしびれが誘発される.

鑑別診断② **ギヨン管症候群**

- 尺骨神経の手首での絞扼性神経障害．鷲手，フローマン徴候はみられるが，尺骨神経の背側枝は手関節より中枢で分岐しているため，肘部管症候群と異なり，環指尺側・小指の背側にしびれはない[3].

ピットフォール **Tinel徴候は正常人でも24％で陽性になる.**

ワンポイントアドバイス **環指尺側と小指のしびれと，背側骨間筋の萎縮，鷲手があれば尺骨神経麻痺.**

MEMO

40

肘が痛いんです……

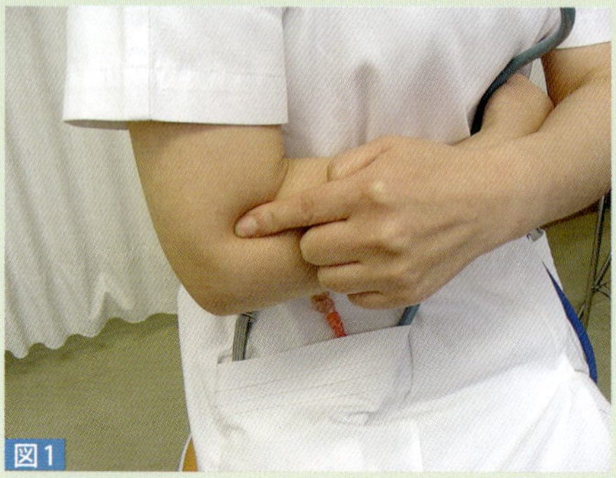
図1

症状 「最近，ここが痛いんです…」と右肘の痛みを訴えて受診した36歳の看護師．仕事で重い荷物を運ぶことが多いとのこと．診断は？

所見 X線写真で異常なし．上腕骨の外側上顆に圧痛を認める（図1）．

一発診断 上腕骨外側上顆炎（テニス肘）

解説

- 腕を使った作業の反復，**Thomsen試験**（図2）（肘を伸ばして握りこぶしのまま手関節を背屈し抵抗を加えると，上腕骨の外側上顆に圧痛が誘発される）陽性により上腕骨外側上顆炎と診断した．
- 上腕骨外側上顆炎は，手関節を背屈，手指MP関節を伸展させる前腕伸筋群が付着する外側上顆（特に短橈側手根伸筋の起始部）に痛みが生じるものをいう．伸筋の痛み，だるさ，ひどい時には上腕から肩までの放散痛を訴えることもある．
- 40歳以上に多く，家事（例えば，タオルを絞る，缶詰めのふたを開ける，ドアノブを回すなど）や手を酷使する仕事などで，前腕伸筋群が繰り返し収縮することで生じる．

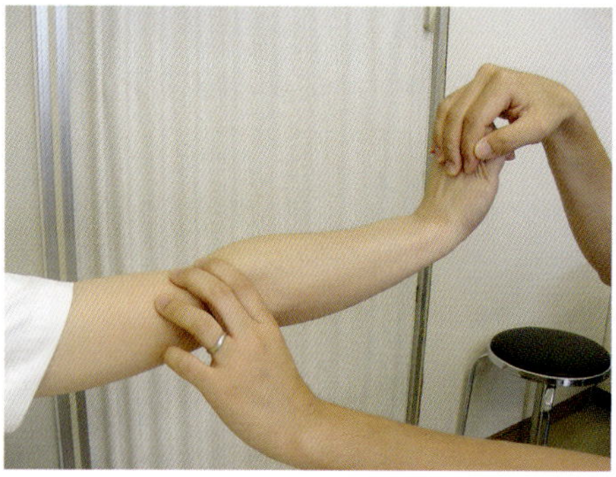
図2 Thomsen試験

- Thomsen試験のほかに，①**椅子試験**（前腕を回内し，肘を伸ばしたままで椅子を持ち上げる），②**中指伸展試験**（肘を伸ばしたまま中指を伸ばし，検者が中指に上から抵抗を加える）による疼痛誘発も有用である．
- 安静，ステロイドの局所注射，消炎鎮痛薬の内服，テニスバンドの装着でほとんどの症例で改善するが，効果が乏しい場合は手術適応となる．

鑑別診断 **変形性肘関節症**

- 肘関節部の運動時痛，可動域制限，ロッキングがみられる．肘部管症候群を合併した場合は尺骨神経麻痺をきたす．

ピットフォール **テニス肘ともいわれるが，実際にテニスが誘因となることは少ない[1, 2]．**

ワンポイントアドバイス **手首を酷使して肘外側に圧痛があれば，テニス肘．**

41 急に立ちくらみがしたんです……

症状 飲酒中に立ち上がってトイレに行こうとしたら，血の気が引いていくように眼の前が暗くなって倒れたため救急車を要請した，高血圧で通院中の82歳の男性．病院到着時の血圧は114/72mmHg，脈拍は70回/分であった．診断は？

所見 身体所見で異常なし．採血，心電図で異常なし．シェロング試験の結果は，臥位：血圧120/74mmHg，心拍数70回/分，立位3分後：血圧80/40mmHg，心拍数68回/分．追加の問診で，前回の外来診察時に血圧が高かったためα遮断薬が追加となったことがわかった．

一発診断　薬剤による起立性低血圧症

解説

- シェロング試験で収縮期血圧が20mmHg以上低下し，症状の再現性があることから起立性低血圧症と診断した．
- 起立性低血圧は起立後3分以内に収縮期血圧が20mmHg以上もしくは拡張期血圧が10mmHg以上低下するものをいう[1)]．65歳以上の20%で起立性低血圧はみられるが，立ちくらみ，めまい，倦怠感，嘔気，頭痛，血の気が引く感じ，目のかすみ，失神，僧帽筋や首の筋肉の虚血による頸部痛，呼吸苦，胸痛などの症状を伴うのはそのうちの2%である[1, 2)]．
- 原因として表1の3つがあげられる．

表1　起立性低血圧の原因

①糖尿病やパーキンソン病などの神経原性（自律神経失調）
②出血・脱水・感染症などの非神経原性
③薬剤性（降圧薬，向精神薬，抗パーキンソン病薬など）

- 血圧の低下に加えて，100回/分以上の頻脈がみられれば循環血液量が減少する病態が隠れている可能性がある．高温環境下，アルコール摂取，長時間の座位・臥位からの瞬時の起立，炭水化物の多い食事，排尿および排便中の緊張状態などが増悪因子としてあげられる[3)]．
- 基礎疾患がある場合はその治療を行い，中止可能な内服薬の場合は中止する．塩分・水分を摂取する，ゆっくり立ち上がる，食後すぐに立ち上がらない，弾性ストッキングを装着することなどを試みて改善がなければ昇圧薬（α作動薬）を内服する．ただし，昇圧薬の副作用として臥位高血圧を起こすことから午後6時までに内服する．

鑑別診断 **血管迷走神経反射**

- 同様の前駆症状をみるが，ベッドサイドで症状が再現できない[1)]（→項目12参照）．

ピットフォール **起立性低血圧の原因は1つとは限らない．特に高齢者では複合的な要因に注意する．**

ワンポイントアドバイス **起立後に血圧が低下し，低血圧症状の再現性があれば起立性低血圧症．**

42 手足がむくんで，関節が痛いんです……

症状 1週間前から手がこわばり，痛みのため指を曲げることができず，その後両手背・足背がむくんできたため受診した72歳の男性．手のX線写真では異常なし．診断は？

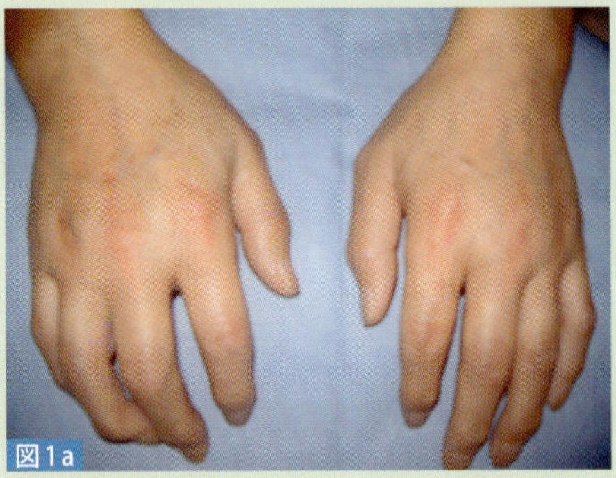
図1a

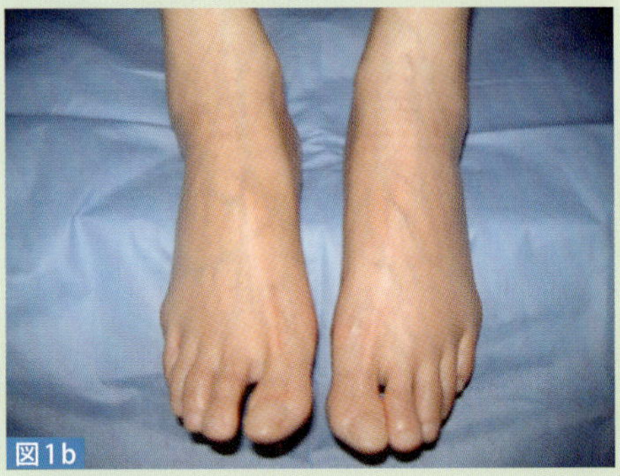
図1b

所見 両手背・足背の圧痕性浮腫，手指のソーセージ様腫脹がみられる（図1）．赤沈86 mm/時，リウマトイド因子陰性．

一発診断 RS3PE

解説

- 高齢者で，急性発症の対称性の多関節炎と圧痕性浮腫がみられ，リウマトイド因子陰性で赤沈が亢進していることから RS3PE (remitting seronegative symmetrical synovitis with pitting edema) と診断した．
- RS3PE は，寛解傾向があり，圧痕性浮腫を伴う血清反応陰性の左右対称性の滑膜炎である[1)]．50歳以上の高齢者に多く，手根部や手関節の滑膜炎のほか，手指屈筋腱の腱鞘炎を認めることもあるため，手がソーセージ様に腫脹する[2)]．圧痕性浮腫は手背だけでなく，足背にもみられる．
- 検査ではリウマトイド因子・抗核抗体が陰性で赤沈が亢進する．X線写真では骨の変化はない．
- 少量の経口ステロイド薬が著効し，1年以内に寛解する．

鑑別診断 **高齢発症の関節リウマチ**

- 手や足関節の炎症が強ければ浮腫を伴うことがある．X線写真で骨変化あり，抗CCP抗体陽性，少量のステロイド治療抵抗性の RS3PE をみたら疑う．

ピットフォール① **RS3PE でも頸，肩，腰，大腿の筋肉痛とこわばりを訴えることがあるため[2)]，RS3PE はリウマチ性多発筋痛症の亜型もしくはリウマチ性多発筋痛症と同一疾患ではないかとも考えられている[3)]．**

ピットフォール② **RS3PE には悪性腫瘍が合併することがあるのでスクリーニングを行う[4)]．**

ワンポイントアドバイス **高齢者で，手背・足背の圧痕性浮腫とリウトマイド因子陰性の多関節炎をみたら RS3PE を疑う．**

43

2 身体所見で一発診断

立ちくらみを繰り返してるんです……

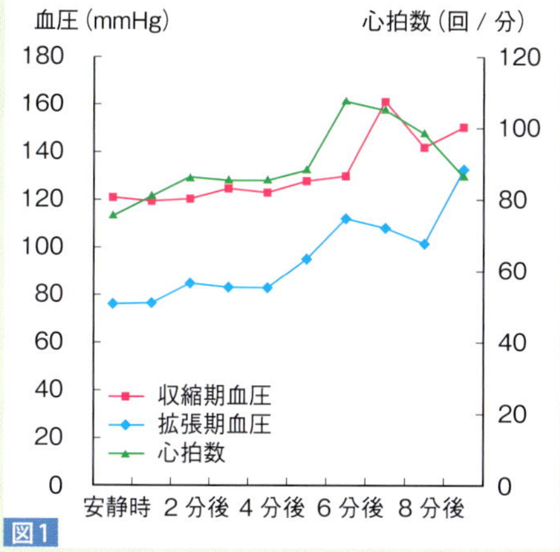

図1

症状 起立時や立ち仕事中にめまい，動悸を繰り返し感じているため受診した32歳の女性．起立性低血圧を疑われたことがあるが，精査で異常なしといわれていた．シェロング試験を行った．診断は？

所見 起立6分後から心拍数が著明に増加し，めまい，動悸，気分不快がみられた (図1)．

一発診断 体位性頻脈症候群 (POTS)

解説

- シェロング試験で血圧に変化はないものの，30回/分以上の心拍数の増加がみられ，症状の再現性があることから体位性頻脈症候群 (postural tachycardia syndrome：POTS) と診断した．
- 起立して10分以内に立ちくらみ，ふらつき，倦怠感，めまい，失神前症状などの低血圧症状が出現するが，明らかな血圧低下を認めず心拍数が30回/分以上増加もしくは120回/分以上になる状態をPOTSと呼ぶ[1]．
- 立位による下半身への血液の過剰貯留が起こり，血圧維持のために頻拍，β受容体の過敏反応が起こること，脳循環調節が異常となること，心理社会的要素による心身症などいくつかの病態が混在している．
- 20～40歳の女性に多く[2]，低血圧症状のほかに，振戦，不安，嘔気，胸痛，呼吸苦を訴えることもある．症状は暑さ，過度の運動，月経，食事で悪化し，臥位で改善する[2]．
- 予防として，塩分・水分の摂取，運動，長時間の立位の回避，弾性ストッキングの使用などを試みる．下半身に血液を貯留させないための足踏み，立位時の足の交叉を試みる．効果が乏しい場合は，α_1作動薬 (ミドドリン)，β遮断薬 (プロプラノロール)，フルドロコルチゾンなどが使用される．

鑑別診断① **血管迷走神経反射**

- 特定の環境下で発症し，診察時は症状が再現されない (→項目12参照)．

鑑別診断② **パニック発作**

- 診断基準13項目のうち4項目以上を満たすか確認する (→項目31参照)．

ワンポイントアドバイス **起立後に血圧が低下せず著明な頻脈と低血圧症状を認めたらPOTSを疑う．**

44

腕がしびれて，だるいんです……

症状 昨日仕事から帰ってきてから右首，肩から背中にかけての痛み，右上腕のしびれ，だるさがあった．今朝はほとんど症状がないが心配になって受診した34歳のなで肩の女性．診断は？

所見 神経学的所見に異常なし．上肢挙上負荷試験を行ったところ，症状が再現された．

一発診断：胸郭出口症候群

解説

- 肩痛，頸部痛，背部痛を伴う上肢のしびれ，だるさが上肢挙上負荷試験で再現されたことから胸郭出口症候群と診断した．
- 胸郭出口症候群は，鎖骨，第1肋骨，前斜角筋，中斜角筋で囲まれる部位で腕神経叢，鎖骨下動静脈が圧迫あるいは牽引されることで生じる病態である．好発年齢は20～30歳代である．圧迫型は筋肉質の男性に多く，上腕の挙上時に症状がみられやすい．牽引型はなで肩の女性に多く，上肢の下垂時に症状がみられやすく，挙上時にはむしろ改善する．
- 上肢の痛み，しびれ，だるさ，冷感のほかに，後頭部痛，頸部痛，肩痛，前胸部痛，背部痛をきたすこともある[1]．しびれは境界不明瞭で，前腕から尺側の手指に認めることが多い．感覚鈍麻，筋力低下など神経学的所見に異常はない．X線写真で頸肋，第7頸椎横突起，第1肋骨の異常を認めることがある．血管造影で鎖骨下動脈の狭窄がみられることもある．
- 身体診察での診断では**上肢挙上負荷試験**が最も感度が高く（図1）[2]，ほかに**Wright試験**，**Morley試験**がある（図2，図3）．

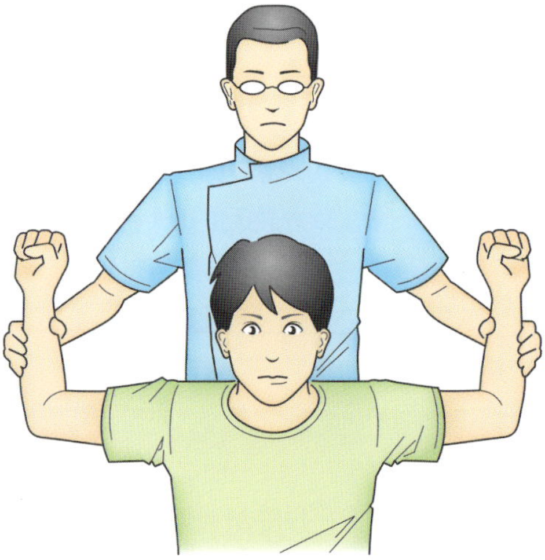

両上肢を外転・外旋した状態で手を握ったり開いたりする運動を3分間行い，症状の出現・増悪をみる．

図1 上肢挙上負荷試験

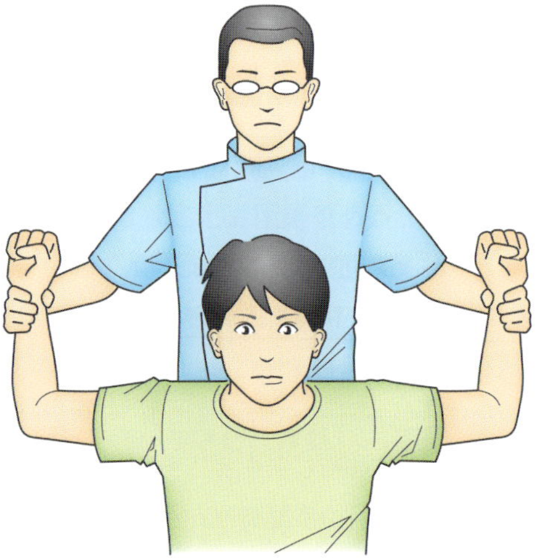

両上肢を外転・外旋した状態で保持し，橈骨動脈の脈拍が消失する．

図2 Wright試験

- 消炎鎮痛薬などで保存的療法を行い，症状を悪化させるような動作・姿勢をしないように指導する．圧迫型では手術適応になることがある．

鑑別診断 **頸部神経根症**

- 首の動きによって誘発される電撃痛と，障害された神経根の支配領域に一致した知覚・運動障害を認める．画像検査で椎間孔の狭窄を確認する．

ピットフォール **X線写真で異常がないことが多いので，身体診察で診断すること．**

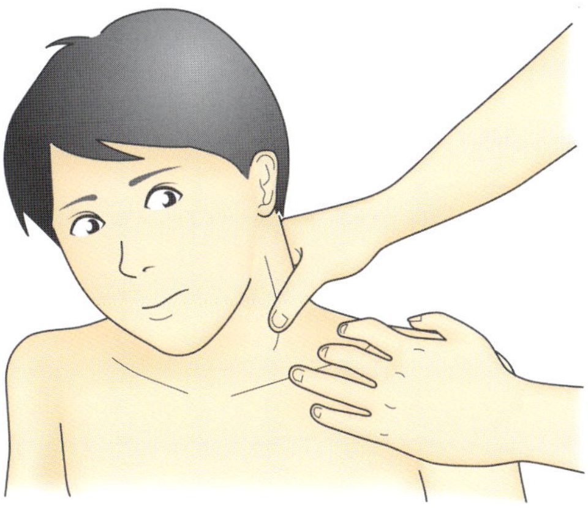

鎖骨上窩で腕神経叢を指で圧迫して症状の出現・増悪をみる．

図3 Morley試験

ワンポイントアドバイス **なで肩の女性に運動，仕事で増悪する上肢の境界不明瞭のしびれや痛みをみたら胸郭出口症候群を疑う．**

一発診断エクストラ

⑤54歳女性．職場健診で……慢性気管支炎？

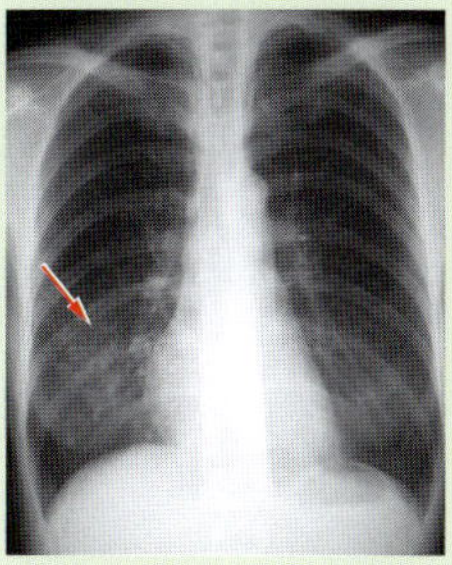

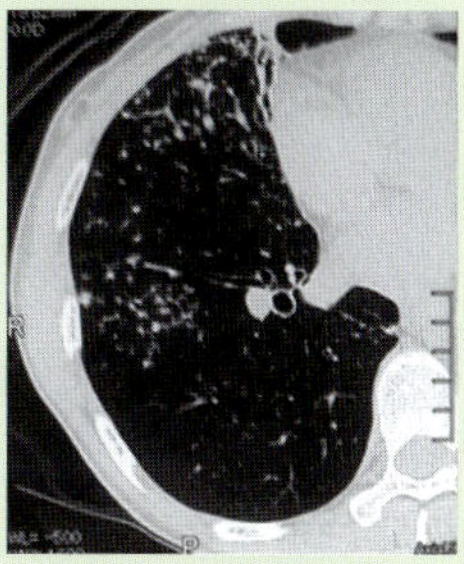

- 中葉・舌区に気管支拡張像，結節影，散布性の粒状影を認めることから，**非結核性抗酸菌症**（non-tuberculous mycobacteriosis：NTM）と診断した．
- 中年以降の女性によくみられる．
- 咳，痰（時に血痰）を呈し，慢性の気管支感染症を起こしやすい．
- 空洞形成をきたすこともある．
- 自覚症状がなく，健診で指摘されることもある．

45 首が腫れて痛いんです……

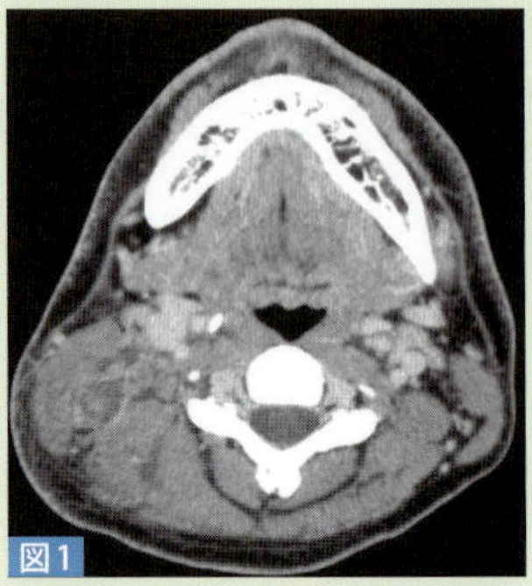

図1

症状 39℃の発熱と頸部痛を訴えて受診した33歳の男性．扁桃の腫脹，白苔の付着はない．右頸部に発赤，熱感，腫脹を認め，後頸部リンパ節腫脹を触知する．検査所見は白血球3,000/μL（異型リンパ球3%），CRP 6.0mg/dL，LDH 400IU/Lであった．診断は？

所見 CTで右胸鎖乳突筋内側にリンパ節腫大を認める（図1）．

一発診断：亜急性壊死性リンパ節炎（菊池病）

解説

- 白血球減少を伴う若年者の炎症性の頸部リンパ節腫脹から亜急性壊死性リンパ節炎（菊池病）と診断した．
- 亜急性壊死性リンパ節炎（菊池病）は，発熱，自発痛もしくは圧痛を伴うリンパ節腫脹，白血球減少を3徴とする良性疾患で，40歳未満に多く発症し，やや女性に多い[1)]．病因としてウイルス感染，アレルギーなどが考えられているがはっきりわかっていない．
- リンパ節腫脹は後頸部が圧倒的に多く，時に腋窩，鼠径部などに認めることもある．両側性のこともある．発熱（35%），倦怠感（7%），関節痛（7%），皮疹（10%）のほか，肝脾腫，寝汗，嘔気・嘔吐，体重減少，下痢がみられる[1)]．
- 検査所見では，白血球減少（20～32%），貧血（23%），赤沈亢進（70%），異型リンパ球（25%）がみられる．血小板減少を認めることもある．肝機能障害もみられ，LDHの上昇が目立つ．確定診断にはリンパ節生検を実施し，他疾患を除外することが重要である．
- 数週間～数ヶ月以内に自然軽快するため消炎鎮痛薬で対症療法を行うが，効果が乏しい場合は，副腎皮質ステロイドの内服を行う[1)]．再発例もみられる．

鑑別診断① **急性HIV感染症**

- 発熱，リンパ節腫脹，異型リンパ球の出現，肝機能障害に加え，咽頭痛，口腔内粘膜潰瘍を含めた皮疹を伴う．急性期は抗体検査で陰性でも否定できないためPCR法にてウイルス遺伝子を検出する．1～2週間で自然軽快してしまう．

鑑別診断② **レミエール症候群**

- 上気道感染から頸静脈内に炎症が波及し血栓を形成するため，感染性血栓性静脈炎をきたす致死的感染症．胸鎖乳突筋に沿った圧痛・腫脹を認める．

ピットフォール **消炎鎮痛薬で症状が改善した場合は生検を施行するまでに至らないため，確定診断されないまま治癒する．**

ワンポイントアドバイス
若年成人で発熱，圧痛を伴う後頸部リンパ節の腫脹，白血球減少，LDH上昇をみたら菊池病を疑う．

46 陰嚢が痛いんです……

症状 昨日の夕方から右陰嚢と鼠径部の痛みがあるため受診した9歳の男児．右陰嚢は軽度腫脹し発赤している．発熱なし．尿検査異常なし．診断は？

所見 右精巣の一部に硬結を認め，圧痛は精巣全体ではなく局所のみであった．右側の大腿内側を刺激すると右精巣が挙上した（精巣挙筋反射が陽性）．

一発診断 精巣付属器捻転症

解説

- 精巣の局所に硬結・疼痛を伴う陰嚢腫脹があり，尿検査で異常なく，精巣挙筋反射がみられることから精巣付属器捻転症と診断した．
- 精巣付属器捻転症は，胎生期の遺残組織である精巣垂，精巣上体垂が捻転を起こすものをいう（表1）．
- 陰嚢痛だけではなく，下腹部，鼠径部痛を訴えることがある．精巣の触診では捻転してうっ血した付属器を硬結として触れ，病初期には暗青色の点として皮膚を通して確認できることもある（blue dot sign）[1～3]．時間が経つと2次的に精巣上体炎を起こし，徐々に陰嚢が発赤・腫脹して，反応性の陰嚢水腫をきたすため，精巣上体炎との鑑別が困難となる[3]．
- 経過観察のみで1週間以内に治癒するため，安静，消炎鎮痛薬で対応する[1]．痛みが1ヶ月以上遷延する場合，繰り返す場合は捻転垂を切除する．精巣上体炎との鑑別が困難な場合は抗生物質を処方し，精巣捻転症との鑑別が困難な場合は，診断のために手術を行う場合がある．

ピットフォール **精巣捻転症では精巣を持ち上げた時に痛みが増強（プレーン徴候陽性）し，精巣上体炎では軽快するともいわれるが，この所見の診断特性ははっきりしていないので急性陰嚢痛の鑑別に用いるべきではない[2]．**

表1　急性陰嚢痛をきたす疾患の鑑別点

	精巣捻転症	精巣上体炎	精巣付属器捻転症
好発年齢	新生児・思春期に多いが全年齢に起こりうる	思春期以降に多い（性的活動が多い年齢）	思春期前に多い（7～12歳）
発　症	多くは急性	緩徐	時に急性
触　診	精巣全体に圧痛 精巣の挙上・横位	精巣上体に圧痛 その後全体に	捻転部位に圧痛 その後全体に
精巣挙筋反射	なし	あり	あり
尿所見（膿尿）	なし	なし～あり	なし
超音波検査	精巣の血流が低下～消失	精巣の血流が増加～正常 精巣上体の腫大	異常なし
随伴症状	嘔気・嘔吐・食欲不振	発熱 排尿時痛	左記の症状は 認めない

ワンポイントアドバイス **陰嚢局所の疼痛で，発熱や排尿症状がなく，精巣挙筋反射陽性の小児をみたら精巣付属器捻転症．**

47 熱が出て，おしっこが出にくいんです……

症状 数日前から38℃の発熱，排尿時痛，尿の出が悪くなり受診した60歳の男性．超音波検査で前立腺の腫大を認め，尿路感染症と前立腺肥大症が疑われ抗菌薬が処方されたが改善しないため再診した．診断は？

所見 直腸診で熱感と圧痛のある前立腺を触知する．

一発診断：急性細菌性前立腺炎

解説

- 発熱，排尿障害があり，直腸診で前立腺の腫大，熱感，圧痛を認めたことから急性細菌性前立腺炎と診断した．
- 急性細菌性前立腺炎は，発熱，倦怠感，嘔気・嘔吐，筋肉痛，関節痛などの全身症状のほか，頻尿，排尿時痛，残尿感などの膀胱炎症状，排尿困難，尿閉，恥骨上・会陰部の痛みや不快感などをきたす[1]．敗血症や前立腺膿瘍にまで進展することがある．
- 危険因子として，脱水，尿道カテーテル留置，外傷，経直腸的前立腺針生検などがある[2]．原因菌は大腸菌，クレブシエラなどのグラム陰性桿菌が多い．
- 尿沈渣で白血球が10/HPF以上を認める．直腸診では熱感と圧痛のある腫大した前立腺を触知する．超音波検査で内部エコーが不明瞭で腫大した前立腺を認める．
- 治療は，前立腺への移行に優れたニューキノロン系の抗菌薬である．グラム染色，培養の結果も考慮する．再燃・再発しやすいため，注射薬と経口薬を合わせて4～6週間の治療が必要である[1]．

鑑別診断① **急性膀胱炎**

- 発熱を認めない．

鑑別診断② **腎盂腎炎**

- 腰痛，背部痛があり，身体所見でCVA叩打痛を認める．

＊しかし，男性の尿路感染症はまれ．男性にみられた場合は尿路系の異常を検索する．

ピットフォール① **高齢者では症状，尿所見がはっきりせず，不明熱の原因となることがある．**

ピットフォール② **急性細菌性前立腺炎では直腸診による前立腺部の強い触診（あるいは前立腺マッサージ）は菌血症を起こす恐れがあるため禁忌．**

ワンポイントアドバイス **発熱を伴う膀胱炎症状があり，直腸診で熱感と圧痛のある腫大した前立腺を触知したら急性細菌性前立腺炎．**

48 うまく歩けないんです……

症状 脚を組んで1日中ギターの練習をしていた20歳の男性．練習が終わった時，上になっていた右足がしびれて，うまく歩けないとのことで受診した．診断は？

所見 大腿部を高く上にあげて，バタバタと足底を床に打ちつけるようにして歩く．

一発診断：総腓骨神経麻痺

解説

- 身体診察で，母趾伸展・足関節背屈はできなかったが，足関節底屈は可能であった．膝外側を長時間圧迫する姿勢，特徴的な歩き方から総腓骨神経麻痺と診断した．
- 総腓骨神経麻痺は，腓骨頭（膝外側）の後方で腓骨神経が圧迫されて生じる絞扼性神経障害の1つである（図1）．外傷，腫瘍・ガングリオンによる圧迫以外に，膝関節を伸展した状態での寝たきりで下肢が外旋している場合や脚を組む習慣がある人に多い．また，糖尿病，長時間の正座，下腿骨折の手術後の不良肢位，ギプスなどで下腿を固定した際の合併症としてもみられる[1, 2]．
- 下腿外側から足背にかけてのしびれが出現したり（図2），母趾の伸展や足関節の背屈が困難になるため下垂足（垂れ足 drop foot）となる．そのため，大腿を高く上げてバタバタ歩くようになる（鶏歩 steppage gait，昇段歩行 slapping gait）．深部腱反射は正常で，下肢伸展挙上（SLR）試験は陰性である．神経の圧迫部位でTinel徴候がみられることもある．
- 圧迫の程度により症状が回復するまでの時間は異なる．多くの場合は経過観察のみで自然回復するが，圧迫の程度が強い場合は回復に時間がかかり，症状が残ることもある．腫瘍・ガングリオンなどによる場合は手術が必要である．

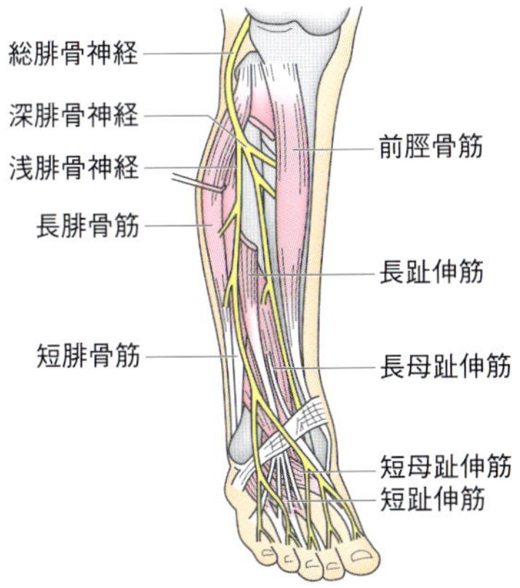

図1 総腓骨神経の走行
（文献3より引用）

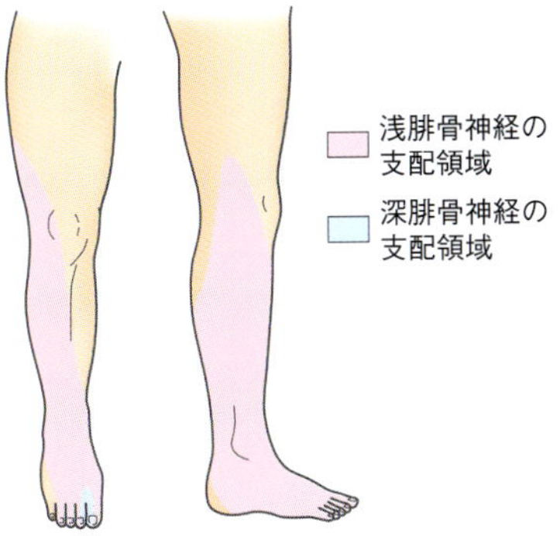

図2 感覚神経の支配領域
（文献3より引用）

鑑別診断 **腰椎椎間板ヘルニア（L4/L5）**

- Tinel徴候は陰性で，SLR試験が陽性．

ピットフォール **シーネなどで下腿を固定する際は，腓骨頭を圧迫しないように注意する．**

ワンポイントアドバイス：**膝外側が圧迫される病歴があって，鶏歩，足関節背屈不可の時は総腓骨神経麻痺．**

49 物がだぶって見えるんです……

症状 今朝起きた時から物がだぶって見えるため受診した糖尿病で通院中の68歳の女性．右の眼瞼下垂を認め，眼位が外下方に偏位している．頭痛，嘔気・嘔吐，麻痺なし．診断は？

所見 頭部CTで異常なし．単眼ずつ眼を覆うと複視は改善した．瞳孔不同や対光反射の減弱はみられなかった．

一発診断　糖尿病による動眼神経麻痺（糖尿病性外眼筋麻痺）

解説

- 単眼ずつ眼を覆うと複視が改善するため両眼性複視である．そして，片側の眼瞼下垂と眼球運動制限があり，瞳孔異常を認めないことから糖尿病による動眼神経麻痺（糖尿病性外眼筋麻痺）と診断した．
- 糖尿病患者にみられる，動眼神経，滑車神経，外転神経を栄養する微小血管の虚血により眼症状をきたすものを糖尿病性外眼筋麻痺という．動眼神経の単独障害が最も多く，次いで外転神経が多い．滑車神経はまれである．単独もしくは複数で障害される．急性発症し，これが契機となり糖尿病が発見されることもあるが，糖尿病の罹病期間，HbA1c値とは相関しない．
- 糖尿病による場合は瞳孔異常を伴わないのが特徴であり，散瞳や対光反射の減弱はみられない（瞳孔回避 pupil sparing）[1]．これは瞳孔括約筋を支配する副交感神経は動眼神経束の最外側を走行するため，虚血などの非圧迫病変では障害されにくいためである．また，約半数で発症数日前から眼の奥や眼周囲に痛みを伴うが，これは上記神経を栄養する血管に三叉神経の感覚枝も含まれているためである．
- 予後は良好で数週間～数ヶ月以内に自然治癒することが多い[2]．発症時に血小板凝集能が亢進しているため抗血小板薬を投与することもある．

鑑別診断① **内頸動脈と後交通動脈の分岐部の動脈瘤**

- 動眼神経を圧迫するため瞳孔異常がまず出現し，その後外眼筋麻痺，眼瞼下垂が生じる．

鑑別診断② **脳幹梗塞**

- 構音障害，麻痺などの神経症状を認める．

鑑別診断③ **Tolosa-Hunt症候群**

- 第Ⅲ・Ⅳ・Ⅴ・Ⅵ脳神経の単独麻痺ではなく，複合麻痺による眼筋麻痺をきたす．

ピットフォール **単眼性複視の場合は，屈折異常，水晶体病変，網膜病変などの眼科疾患を疑う．**

ワンポイントアドバイス　**瞳孔異常を伴わない両眼性複視，眼瞼下垂は糖尿病による動眼神経麻痺．**

50

2　身体所見で一発診断

熱が出て喉が痛いんです……

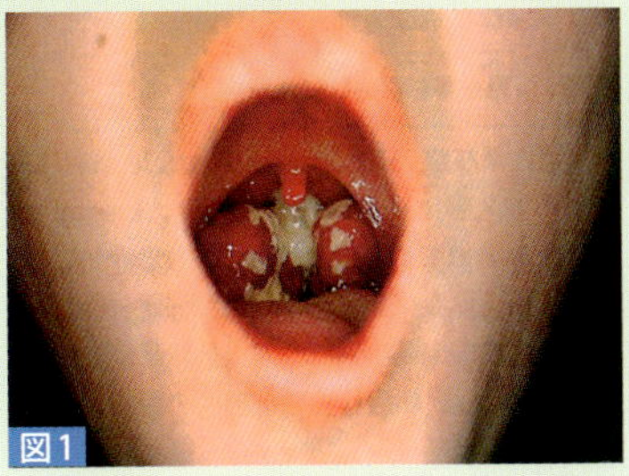

図1　(文献1より引用)

症状 5日前から38℃の発熱，倦怠感，咽頭痛があり受診した20歳の女性．咳，喀痰なし．溶連菌の迅速キットは陰性で，AST 63IU/L，ALT 109IU/L，LDH 366IU/Lと上昇していた．診断は？

所見 白苔を伴う両側扁桃腺の腫大を認める．身体診察にて後頸部のリンパ節腫脹を認めた（図1）．

一発診断　伝染性単核球症

解説

- 若年成人で，発熱，後頸部リンパ節腫脹，白苔を伴う扁桃腺の腫大，肝機能障害を認めていることから伝染性単核球症と診断した．
- 急性咽頭炎の原因としてはライノウイルスが最も多く（20%），A群β溶連菌は15%，アデノウイルスは5%であり，伝染性単核球症は1%を占めるのみである[2]．
- 伝染性単核球症はEBウイルスの初感染により発症し，倦怠感，発熱，咽頭痛，後頸部リンパ節腫脹がみられる．15～24歳に多くみられ，小児期の初感染では不顕性感染が多い[3, 4]．
- その他の症状として，頭痛，筋肉痛，関節痛，軽度の咳嗽，上眼瞼浮腫，脾腫，口蓋の点状出血がみられる[5]．
- リンパ節腫脹は耳介，腋窩，鼠径部でもみられ，圧痛，自発痛を伴うこともある[4, 5]．
- 白血球は12,000～18,000/μL程度まで増加する場合が多いが，正常あるいは減少して相対的リンパ球増加を呈することもある．特に50%以上のリンパ球増加と10%以上の異型リンパ球を認める場合は伝染性単核球症と確診できる（感度27%・特異度100%）[5]．肝機能障害は50%の患者でみられ，AST，ALTに比べて，LDH上昇が目立つ．
- VCA-IgG陽性，EBNA陰性で急性期の確定診断とする．VCA-IgMは感度が低い．
- 安静，対症療法で改善するが，溶血性貧血，血小板減少などの合併症がある時はステロイドで治療する．

鑑別診断 **咽頭・扁桃炎をきたす疾患として下記を鑑別する．**

①**溶連菌感染症**：前頸部リンパ節の腫脹が多い．溶連菌迅速キット陽性（→項目9参照）．

②**サイトメガロウイルス感染症**：咽頭症状，リンパ節腫脹が少ない．CMV-IgM陽性．

③**急性HIV感染症**：発熱，リンパ節腫脹，咽頭痛，異型リンパ球の出現，肝機能障害のほか，口腔内粘膜潰瘍を含めた皮疹を伴う．急性期は抗体検査で陰性でも否定できないためPCR法で調べる．1～2週間で自然軽快してしまう．

ピットフォール **咽頭痛をきたさず，発熱と肝機能異常だけのこともあるので注意する．**

ワンポイントアドバイス　**若年成人で発熱，咽頭痛，肝機能障害，後頸部リンパ節腫脹をみたら伝染性単核球症を疑う．**

51

2 身体所見で一発診断

手がしびれるんです……

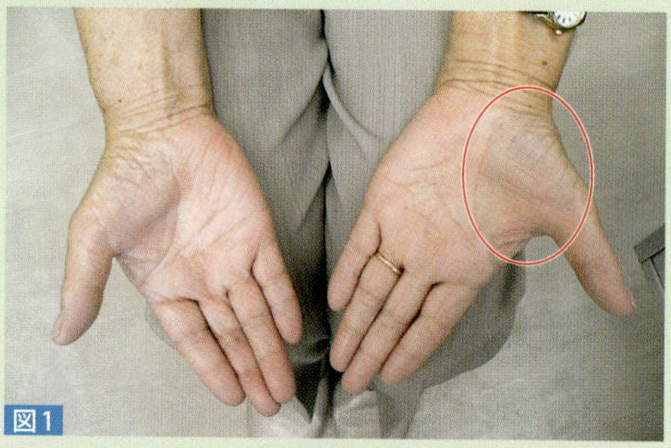
図1

症状 半年前から左手のピリピリした痛みやしびれがあるため受診した60歳女性．しびれの範囲は第1から第4指の橈側までで，第4指の橈側と尺側を比較すると，橈側で知覚が低下している．症状は明け方に強くなるという．診断は？

所見 左母指球筋が萎縮している（図1）．

一発診断 手根管症候群

解説

- 正中神経領域に感覚障害があり，その症状は明け方に悪化し，正中神経支配である母指球筋の萎縮がみられることから，手根管症候群と診断した．
- 正中神経の手根管部での絞扼性神経障害を手根管症候群という．中年の太った女性，妊婦，手首を過度に使用した場合に多くみられ，糖尿病，甲状腺機能低下症，関節リウマチ，末端肥大症，透析，ガングリオンなども原因になる．

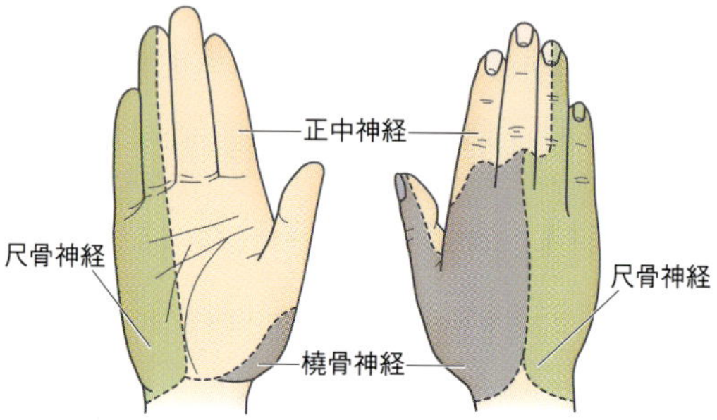

環指の橈側と尺側の知覚を比較する．

図2 正中神経の知覚領域

- 第1から第3指，第4指橈側の手指掌側のしびれ，知覚低下，疼痛を認め（図2），進行すると母指球筋が萎縮して「猿手」となり，母指対立が困難となるため細かいものをつまむ動作が難しくなる．また，前腕，肘，肩にかけてしびれが放散したり，症状を楽にするために手指を振る動作をする（手振り徴候 Flick sign）[1]．症状は明け方から起床時にかけて強くなる．
- 誘発試験として，手根管部を叩くTinel徴候，手関節を掌屈させるPhalen徴候，手関節部で正中神経を皮膚の上から圧迫する正中神経圧迫試験があるが，いずれも診断のための尤度比は高くない．診断に有用な所見は，第5指と比較して第2指の痛覚が低下していること（痛覚鈍麻）（陽性尤度比[LR+3.1]），手の症状を具体的に図で示してもらい，正中神経の支配領域に一致していること（LR+2.4）である[2]．
- 手を使いすぎないよう生活指導を行い，原疾患があればその治療を行う．消炎鎮痛薬，ビタミン剤の投与，手根管内へのステロイド注入などの保存的治療で改善しない場合は手術を行うことがある．

鑑別診断 **頸部神経根症**

- 片側の頸部痛がしびれと同時，もしくは先に出現する．第４指のしびれは橈側，尺側の半分に限定されない．しびれは午後から夕方に強い．Tinel徴候などの誘発試験は陰性．

ピットフォール **特発性の34％は無治療でも６ヶ月以内に自然治癒する**[3]**．**

ワンポイントアドバイス **明け方に悪化する，第１から第４指橈側までのしびれ，感覚低下は手根管症候群．**

一発診断エクストラ

⑥ 58歳男性．健診で……下葉の陳旧性石灰化病変？

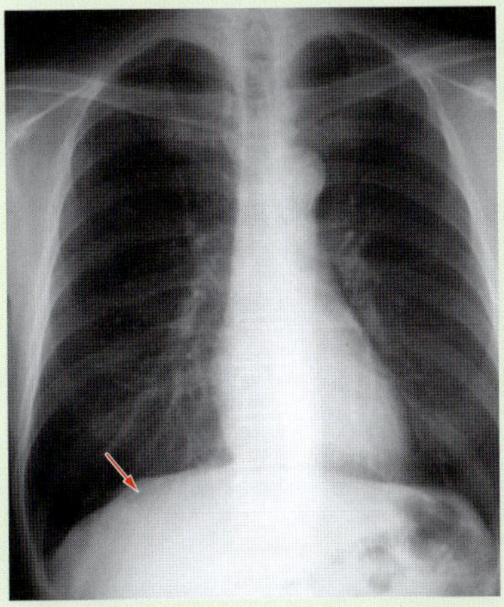

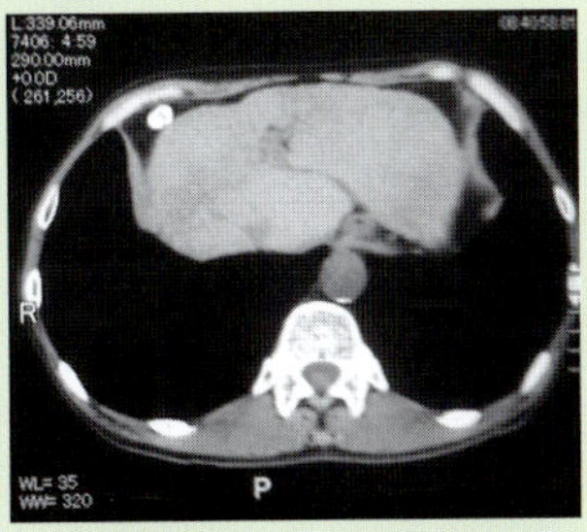

- 肝臓前面にみえる円形の石灰化は，腹腔内臓器と連続していないことから，腹膜垂が壊死・脱落して形成された**腹腔鼠（腹膜石）**と診断した．
- 石灰化は同心円状で，体位で移動するのが特徴である．
- 通常は無症状で，X線写真，CT検査で偶然見つかる．

52

息苦しいんです……

症状 数ヶ月前から労作時の呼吸困難を自覚し，最近は夜間就寝中に息苦しくて目が覚めることがあるため受診した70歳女性．左下肢優位の圧痕性浮腫を認めた．胸骨右縁第2肋間を最強点とする収縮中期雑音を前胸部で広く聴取した．胸部X線写真で心拡大，肺うっ血を認めた．診断は？

所見 追加の身体所見で，右の鎖骨に聴診器を当てると収縮期雑音を聴取した．また，頸動脈拍動の立ち上がりが遅く，減弱していた．

一発診断　大動脈弁狭窄症

解説

- 労作時の呼吸困難，発作性夜間呼吸困難，胸部X線写真での心拡大，肺うっ血の所見から心不全は明らかである．胸骨右縁第2肋間を最強点とする収縮中期雑音を聴取し，これは右鎖骨上でも聴取し，さらに遅脈・小脈を認めることから大動脈弁狭窄症と診断した．
- 大動脈弁狭窄症は，大動脈弁がリウマチ性変化，動脈硬化による石灰化，二尖弁などの原因で開放制限を受けて，左室から大動脈への血液の駆出が障害される病態をいう．65歳以上の3%でみられる[1)]．
- 無症状で経過することが多いが，いったん症状が出現すると予後は急速に悪くなり，狭心痛があれば5年，労作性失神があれば3年，心不全があれば2年で50%の患者が死亡する[2)]．
- 大動脈弁狭窄症が発見される契機は収縮期雑音である．収縮期雑音を聴取した場合は，ピークが収縮中期にあることを確認すると同時に，右鎖骨上に聴診器を当ててみる．ここで収縮期雑音を聴取した場合は大動脈弁狭窄症の可能性が高い（表1）．
- 収縮期雑音は頸動脈へ放散し，重症になるにつれて収縮期雑音のピークが遅くなる．ビリビリとした細かい振動（shudder）を頸動脈で触知するようになると，圧較差は60 mmHg以上といわれる．
- 重症（大動脈弁口面積1.0cm^{2}未満，弁通過血流速度4 m/秒以上，弁口圧較差40 mmHg以上を満たす）で症状がある場合，もしくは，症状がなくても左室駆出率が50%未満の場合は，手術を考慮する[1)]．

表1 中等度（弁口面積1.2 cm^{2}未満または最大弁口圧較差25 mmHg以上）以上の大動脈弁狭窄症の診断

右鎖骨上で収縮期雑音聴取 ＋下記の所見2以下…陽性尤度比1.76 ＋下記の所見3以上…陽性尤度比40
①Ⅱ音の減弱または消失
②頸動脈の拍動の立ち上がりの遅延（遅脈）
③頸動脈の拍動減弱（小脈）
④胸骨右縁第2肋間を最強点とする収縮中期雑音

（文献3より引用）

鑑別診断 **機能性雑音**

- 心雑音のピークは収縮期前半にあり，鎖骨上や頸部には放散しない．

ピットフォール **症状がないからといって，大動脈弁狭窄症を放っておいてはいけない．**

ワンポイントアドバイス **右鎖骨上で収縮期雑音を聴取し，頸動脈の拍動が減弱，遅延していたら大動脈弁狭窄症．**

53 歩くと息苦しいんです……②

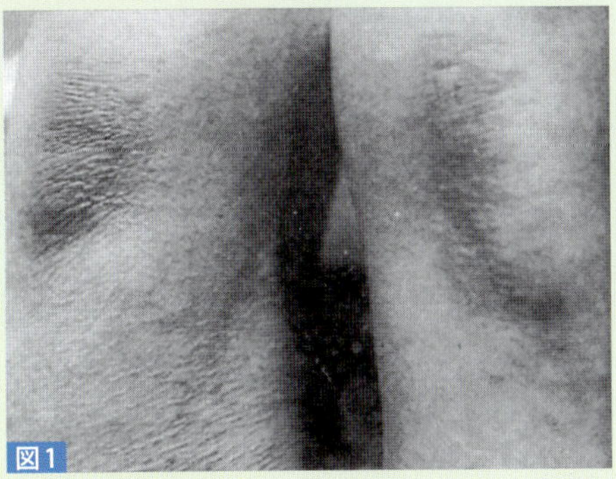
図1

(文献1より引用)

症状 数年前より歩行時の息切れを自覚していた1日20本喫煙する74歳の男性．COPDを疑い胸部の聴診をした後，両膝の視診を行った．この所見の意味は？

所見 両膝上に黒く色素沈着を認めた（図1）．

一発診断 慢性閉塞性肺疾患（COPD）

解説

- 両膝の真上にみられる色素沈着した角化性病変を thinker's sign (Dahl's sign) という[1]．これは呼吸苦のために両肘を膝上について体を支えている証拠である（図2）．このような体勢を取るのには2つの理由がある．
  - ①**上体をピンと張った姿勢を取ることで，呼吸補助筋を最大限に利用できる．**
  - ②**前かがみになることで腹腔内圧が上昇し，平低化した横隔膜が元の形となり，横隔膜の働きを最大限に活かせる．**
- このサインがあれば予測1秒率が30%未満といわれている[2]．

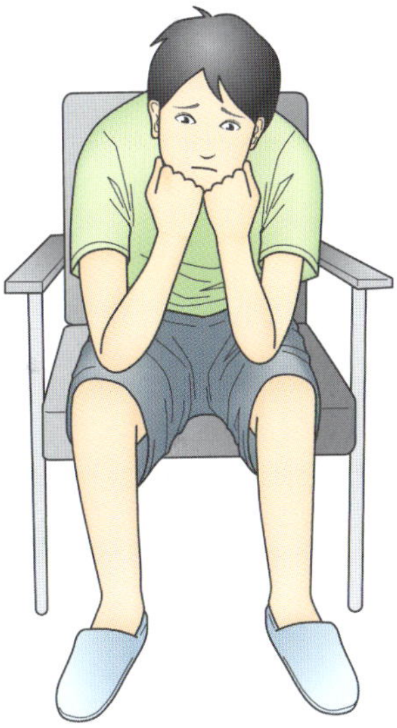
図2 重度のCOPDでみられる姿勢

ワンポイントアドバイス 両膝上の色素沈着をみたらCOPD．

白眼が赤いんです……

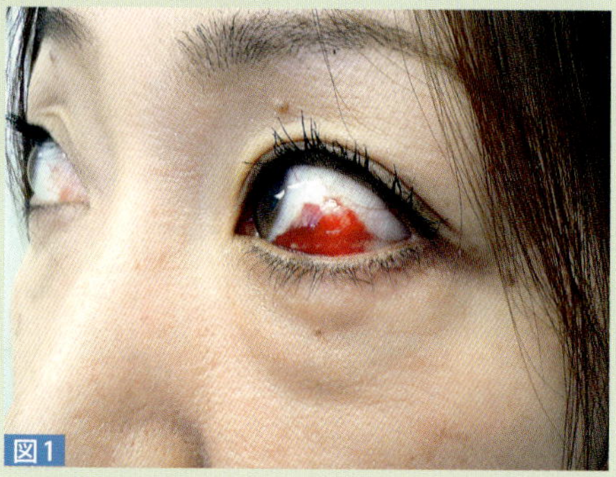

図1

症状 朝起きて鏡をみたら白眼が真っ赤だったため受診した44歳の女性．診断は？

所見 眼球結膜に出血斑がみられる（図1）．

一発診断：結膜下出血

解説

- 特に症状はなく，眼球結膜にベタッと真っ赤な出血斑を認め，結膜充血はみられないことから結膜下出血と診断した（図2）．
- 結膜下出血は，力み，眼の酷使，飲酒などが誘因となることがあるが，原因が不明なことが多い．高血圧との因果関係ははっきりしていない[1]．軽度の異物感を感じることはあるが基本的には無症状のため，鏡を見た時や他人に指摘されて気づくことが多い．
- 2週間前後で自然吸収されるので治療は不要である．患者さんは不安である場合が多いので，保証を与える．

鑑別診断 **急性出血性結膜炎**

- エンテロウイルス70による結膜下出血を特徴とする結膜炎．眼痛，異物感，羞明のほかに，発熱，頭痛がみられることもある．

ピットフォール **眼痛，かゆみ，眼脂，視力低下，眼瞼結膜の充血，羞明などの随伴症状がある場合は，他の眼が赤くなる（red eye）疾患を考える**[2]（→項目73参照）．

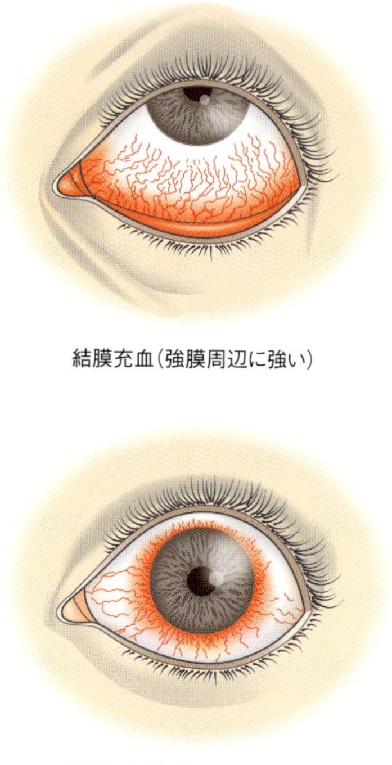

結膜充血（強膜周辺に強い）

毛様充血（角膜縁周囲に強い）

図2 結膜充血と毛様充血の違い

ワンポイントアドバイス 症状のない，ベタッとした赤い白眼は結膜下出血．

55

3　視診で一発診断

肩をぶつけてから腕があがらないんです……

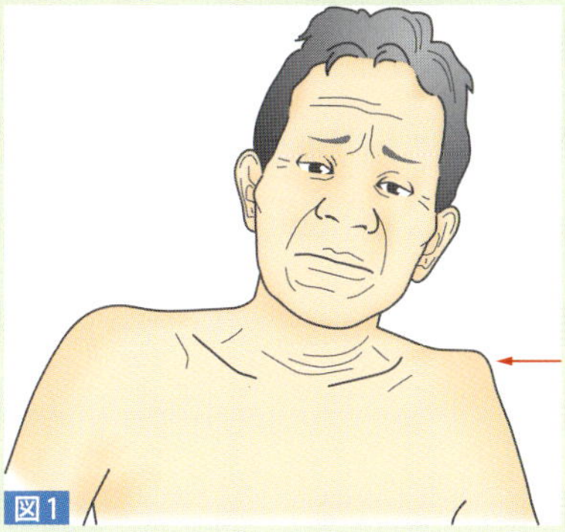
図1

症状 ベッドから落ちて左肩をぶつけてしまい，それから腕があがらなくなったため救急外来を受診した80歳の男性．診断は？

所見 左側の肩の丸みがなくなっている（図1，→）．

一発診断　肩関節前方脱臼

解説

- 転倒後から腕の挙上が困難となり，肩章サインを認めていることから肩関節前方脱臼と診断した．
- 肩関節脱臼は最も頻度の高い脱臼の1つであり，大部分が前方脱臼である[1]．患側の肩の丸みがなくなり，肩峰が飛び出してみえる肩章サイン（epaulet sign）が特徴的である[2]（図1，→）．X線写真で2方向撮影を行い，身体所見とあわせて肩関節前方脱臼と診断する（図2）．
- 肩外側の知覚障害の有無により腋窩神経損傷の合併を判断する．まれに腋窩動脈損傷を認めることがあるので動脈触知も確認する．
- 整復を行う前には，X線写真にて骨折を伴っていないかを確認する必要がある．整復方法としてStimson法，Milch法があり（図3），整復後は約3週間のデゾー固定を行う．

鑑別診断 **上腕骨近位部骨折**

- 腫脹，圧痛，皮下出血を認める．

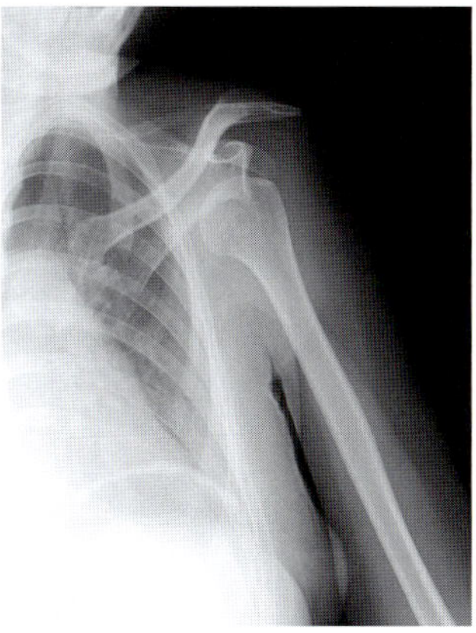
骨頭が前下方に転位している．

図2　肩関節前方脱臼のX線写真

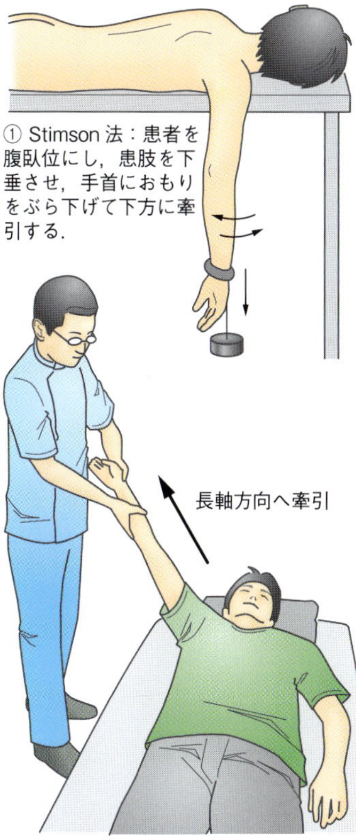

① Stimson法：患者を腹臥位にし，患肢を下垂させ，手首におもりをぶら下げて下方に牽引する．

② Milch法：患者を仰臥位にし，患肢をゼロポジションにして牽引する．

図3　肩関節脱臼の整復方法

ワンポイントアドバイス　**肩を強打し肩章サインを認めたら，肩関節脱臼．**

56

急に胸がドキドキし始めたんです……

症状 1時間前から急に動悸が始まったため受診した60歳の男性．心拍数は170拍/分で，頸を観察すると心拍に一致して頸静脈が拍動していた．診断は？

所見 頸静脈の拍動がカエルの喉元のようにみえる．

一発診断 発作性上室性頻拍（PSVT）

解説

- 頻拍の際にみられる，心拍に一致した頸静脈の拍動は frog sign と呼ばれる[1]．
- 発作性上室性頻拍（supraventricular tachycardia：PSVT），特に房室結節回帰頻拍（atrioventricular nodal reentrant tacky-cardia：AVNRT）でみられることが多い[2]（図1）．
- PSVTでは，心房の収縮とほぼ同時に心室が収縮して三尖弁が閉鎖するため，心房収縮に伴う圧力が心室に伝わらず，上方に波及する．この上方への拍動の力を頸静脈の拍動として確認できる．

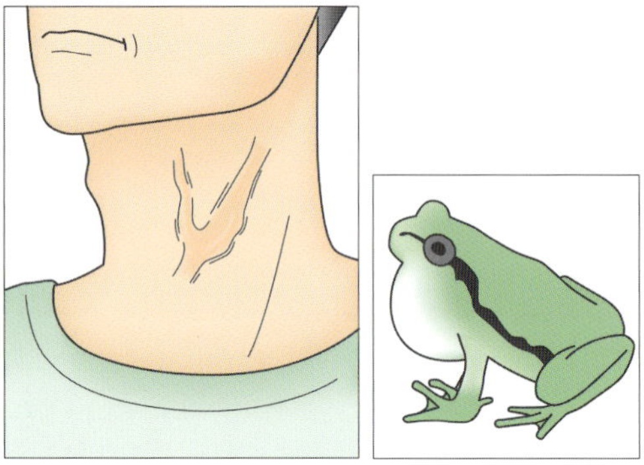

図1 発作性上室性頻拍でみられる frog sign

鑑別診断 **心室頻拍**

- frog signはみられない．

ワンポイントアドバイス **頻拍発作で頸静脈がカエルの喉元のようにみえたらPSVT．**

57 物がつかみにくいんです……

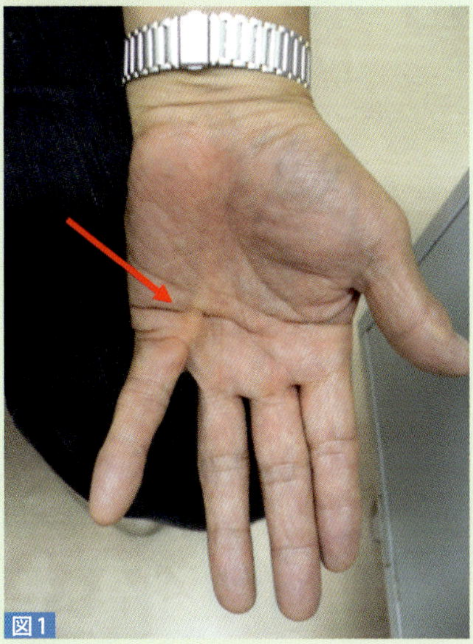
図1

症状 最近指が伸びないので物がつかみにくいため受診した糖尿病で通院中の62歳男性．診断は？

所見 左5指基部から手掌にかけて皮下結節，皮膚のひきつれがみられる（図1，→）

一発診断 Dupuytren拘縮（手掌線維腫症）

解説

- 指が伸ばせないと訴えており，手指関節に異常なく，指基部から手掌にかけて皮下結節，皮膚のひきつれがあることからDupuytren拘縮と診断した．
- Dupuytren拘縮は指基部から手掌にかけて手掌腱膜が肥厚・短縮して，指の屈曲変形を起こすものをいう．中高年男性の第4・5指に多くみられ，飲酒，喫煙が関係している[1]．糖尿病患者に比較的よくみられる[2]．結節に圧痛を伴うことがある．進行すると索状の硬結となる．
- MP関節が30°以上拘縮している場合，PIP関節で拘縮がみられる場合は手術適応である．テーブルの上で手を広げてもらい，手掌がテーブルにつくかどうかを調べるtable top testは，簡便な手術適応判定法である[3]（図2）．

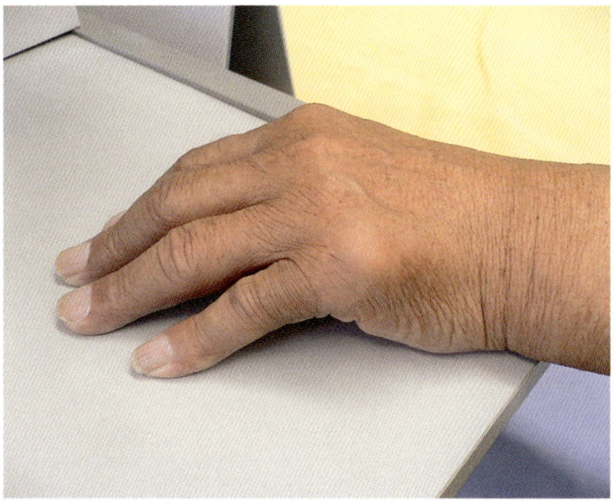
掌全体をテーブルにつけることができない．

図2 table top test

鑑別診断 **手指関節拘縮**（→項目84参照）

ピットフォール① **患者の10％は自然寛解することがある．**

ピットフォール② **足底や陰茎にみられることがある．**

ワンポイントアドバイス **手掌を平らに広げることができなければ，Dupuytren拘縮．**

58 胸が張って痛いんです……

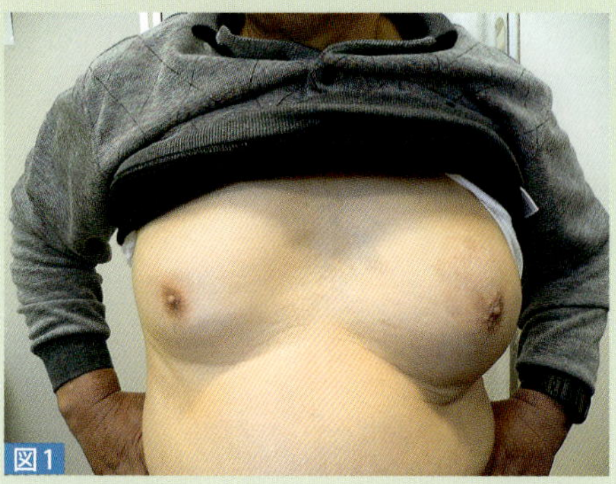
図1

症状 最近，胸が張って痛いため受診した，前立腺癌の治療のためホルモン注射を施行している76歳の男性．診断は？

所見 特に左胸が大きく膨らんでいる（図1）．

一発診断：ホルモン剤による女性化乳房

解説

- 男性の胸部が女性の乳房のように膨らみがあり，圧痛を伴っていることから女性化乳房と診断した．
- 女性化乳房は，アンドロゲンに対してエストロゲンが相対的に優位になり，乳腺組織や脂肪組織が増殖するために生じる[1]．日常臨床では薬剤性が最も多く（表1），他に肝硬変，慢性腎不全，甲状腺機能亢進症，糖尿病，ホルモン産生腫瘍，年齢による生理的変化，特発性が原因としてあげられる．
- 乳頭・乳輪直下に，疼痛を伴う腫瘤を触れる．男性で乳房が痛む他の疾患を経験することは少ないが，他の疾患と鑑別する方法を示す（表2）[2]．鑑別が難しい場合はマンモグラフィーを実施することもある．

表1 女性化乳房をきたす代表的な薬剤

①ホルモン剤	・抗アンドロゲン薬（フィナステリド），LH-RHアナログ剤（リュープロリレン）
②循環器系	・スピロノラクトン　・ジギタリス製剤
③消化器系	・シメチジン　・オメプラゾール　・メトクロプラミド
④精神神経系	・向精神薬　・抗痙攣薬（フェニトイン）

表2 女性化乳房とその他の疾患の鑑別

	女性化乳房	その他の疾患
触診	乳頭・乳輪を中心にした，ゴムのように弾力のある円形の組織	乳頭・乳輪から離れたところに硬い組織
圧痛	あり（6ヶ月以内に生じた場合）	まれ
部位	50％で両側	通常は片側
乳汁分泌・出血	通常みられない	10％

- 薬剤の影響が考えられる場合は内服を中止し，疾患に伴う場合はそれらの治療を行う．

ワンポイントアドバイス 女性化乳房をみたら内服薬を確認しよう．

59

3　視診で一発診断

歩くと息苦しいんです……③

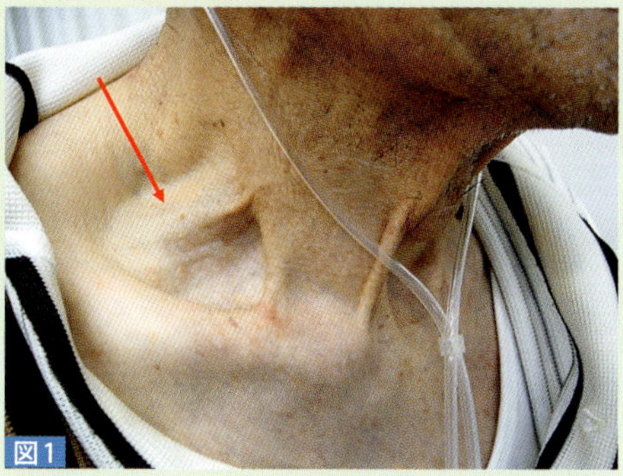
図1

症状 COPDで定期通院中の82歳男性．年々，歩行時の呼吸苦が強くなってきている．予想される1秒量，1秒率は？

所見 吸気時に鎖骨上窩が陥凹していた（図1，→）．

一発診断　1秒量が0.7L以下，1秒率が45%未満である．

解説

- 胸鎖乳突筋，鎖骨，僧帽筋で囲まれた鎖骨上窩が吸気時に陥凹する場合，1秒量が0.7L以下，1秒率が45%以下であることを示している[1]．これは，気流制限による吸気抵抗の増大のため，吸気時に胸腔内圧が著しく陰圧となるためである．
- また，甲状軟骨下端から胸骨柄上縁までの距離は，正常では安静吸気時で3横指から4横指であるが，COPDでは2横指以下になることがあり，これを気管短縮という（図2，→）．この場合，1秒量は1.0L以下である．横隔膜の平低化により気管が縦隔とともに下方牽引されること，肺の過膨張により鎖骨や胸骨が上方に挙上されること，により生じる．

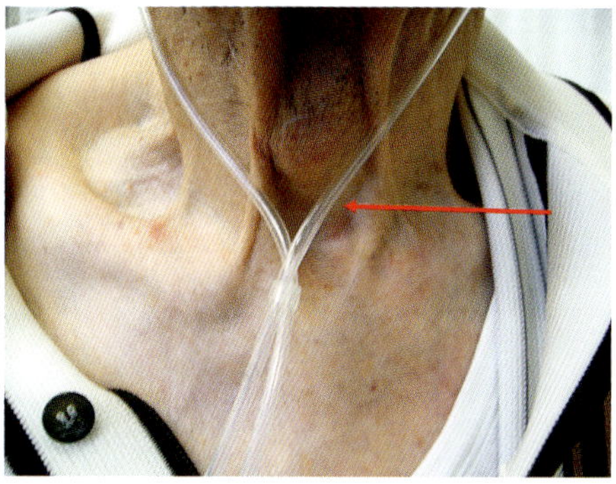
図2　気管短縮（→）

鑑別診断① **心不全の急性増悪→吸気，呼気時ともに怒張**

鑑別診断② **COPD→吸気時に虚脱，呼気時に怒張**

＊静脈の怒張の違いで診断が異なる．

ワンポイントアドバイス　**COPD患者では鎖骨上窩，気管を観察して呼吸機能を推測する．**

60 指が白くなるんです……と10歳代の男性が

症状 1年前から寒くなると左第2指の先端が白くなって冷たくなるため受診した，特に既往のない16歳の男性．診断は？

所見 発疹，関節痛などの症状なし．爪の変化なし．

一発診断 レイノー病

解説

- 寒冷によって指先の色調に変化がみられ，レイノー現象が生じている．身体所見で異常なく，抗核抗体が陰性であることからレイノー病と診断した．
- レイノー現象とは，何らかの原因により手指あるいは足趾の細動脈が発作性に収縮するために血流不足となり，皮膚の色調に変化が現れることをいう．
- 有病率は3～5%といわれている．80%は寒冷刺激に対する過剰反応で，感情的ストレスによっても誘発される[1]．典型的には白（蒼白），紫（チアノーゼ），赤（紅潮）の3段階に色調変化するが，白や紫のみである場合も多い．しびれや痛みを伴うこともある．
- レイノー現象は，原発性と続発性に分類される（表1）．

表1　レイノー現象の分類

①原発性	レイノー病
②続発性	自己免疫性疾患：強皮症，混合性結合組織病，全身性エリテマトーデス，皮膚筋炎，多発筋炎，関節リウマチ
	動脈閉塞性疾患：急性動脈閉塞，閉塞性血栓血管炎，肺高血圧，胸郭出口症候群
	神経疾患：手根管症候群，変形性頸椎症
	血液疾患：クリオグロブリン血症，寒冷凝集素症
	外傷：振動障害，ハンマー手症候群
	薬剤性：β遮断薬，シスプラチン，ビンブラスチン，ブレオマイシンなど

- レイノー現象をきたす疾患の鑑別ポイントは表2のとおり．
- 自己免疫疾患による続発性レイノー現象を強く疑う所見として，爪の変化がある．特に爪郭毛細血管（図1）の異常（拡張・脱落）は陽性的中率47%であり，抗核抗体（30%）よりも高い[2]．ほかに爪上皮出血（爪上皮にみられる黒色の出血点），爪周囲紅斑などがある．
- 寒冷負荷試験を実施しても症状は誘発されにくいため，確定診断のためにこれを行う必要はない[3]．

表2　レイノー現象をきたす疾患の鑑別ポイント

	原発性	続発性
部位	対称性	非対称性
虚血性皮膚病変（壊死・壊疽）	なし	あり
身体所見	異常なし	基礎疾患を疑う所見あり
爪郭毛細血管異常	なし	あり
抗核抗体	陰性	陽性
発症	平均発症：14歳 27%は40歳以降に発症 家族歴あり	30歳以上に発症

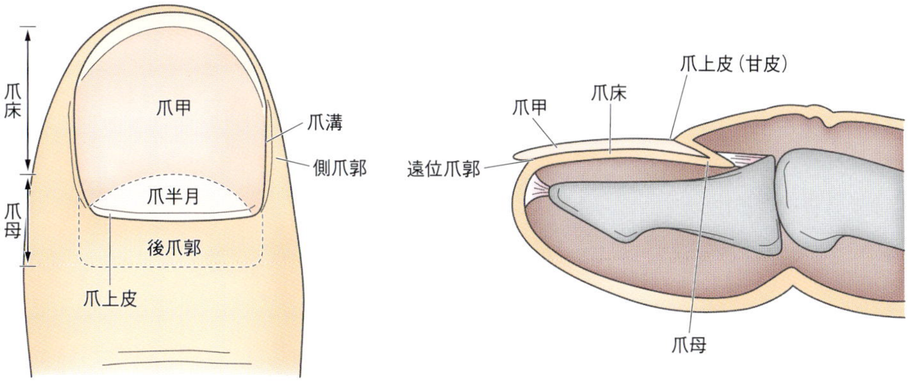

爪甲を囲んでいる皮膚を爪郭，爪根を覆っている皮膚を後爪郭という．

爪甲を覆うようにある半透明の皮膚角質を爪上皮という（いわゆる「甘皮」）．

図1 爪の解剖

- 寒冷や過度のストレスを避け，禁煙などを指導する．改善がなければCa拮抗薬，交感神経遮断薬（α_1遮断薬）の内服を試みる．

鑑別診断 **肢端紫藍症（アクロチアノーゼ）**

- 四肢末梢の毛細血管の拡張とうっ血のために生じる持続性のチアノーゼ．指趾は冷たく湿っており，腫れを訴えることもあるが，痛みはない．
- レイノー現象と同様に，寒冷刺激によって増強されるが，手を挙上するとチアノーゼが消失する点が異なる．

ピットフォール **診察室でレイノー現象を観察することは困難なので問診が大事．抗セントロメア抗体や抗Scl-70抗体などの特異的な抗核抗体が陽性もしくは爪郭部の毛細血管異常を伴うレイノー現象は，現時点で膠原病の診断基準を満たしていなくても，15～20％が2年以内に基準を満たすことになる[1)]．**

ワンポイントアドバイス **レイノー現象をみたら爪の生え際を観察する．**

ぶつけてないのに，青あざができるんです……

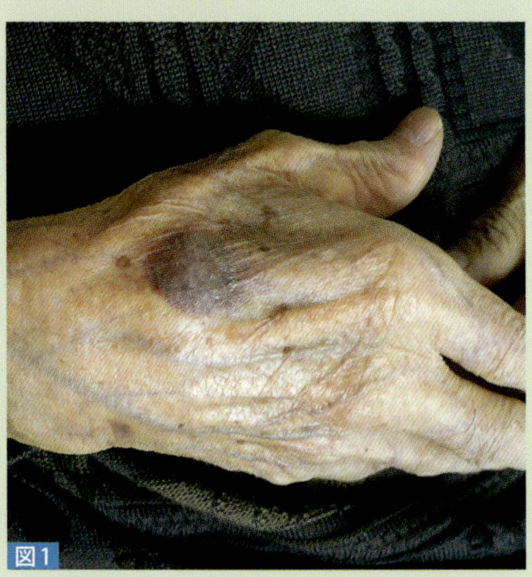
図1

症状 ぶつけてもいないのに，手に青あざができると訴えて受診した70歳の男性．採血では異常はなく，内服薬はない．診断は？

所見 右手背に染み出したような出血斑を認める（図1）．

一発診断：老人性紫斑

解説

- 前腕以下だけに皮下出血がみられるという特徴的な分布と，採血で異常がなく内服薬もないことから老人性紫斑と診断した．
- 老人性紫斑は，加齢により血管支持組織が弱くなるため，気づかない程度の刺激で斑状の紫斑ができるものである．
- 自然に消失するが，また場所を変えて出現し，新旧が混在することもある．前腕伸側から手背に出現しやすい[1]．

ピットフォール **前腕伸側から手背以外の部位に紫斑が出現する時は要注意．血小板減少性紫斑病，ステロイド紫斑，血管炎などを考える（表1）．**

表1　紫斑をきたす代表的な疾患

ステロイド紫斑	ステロイドの長期使用．血管支持組織の脆弱化による
うっ血性紫斑	下腿に多く，静脈瘤の一症状として生じる．血管内圧の上昇による
アナフィラクトイド紫斑	小児で，腹痛や関節痛を伴う触知可能な紫斑．血管炎によって生じる
血小板減少性紫斑病	血小板減少をきたす自己免疫疾患．PA-IgG陽性．ピロリ菌感染の有無

（文献2より引用）

ワンポイントアドバイス：高齢者の前腕，手背に出現する紫斑は老人性紫斑．

62 指の関節が時々痛むんです……

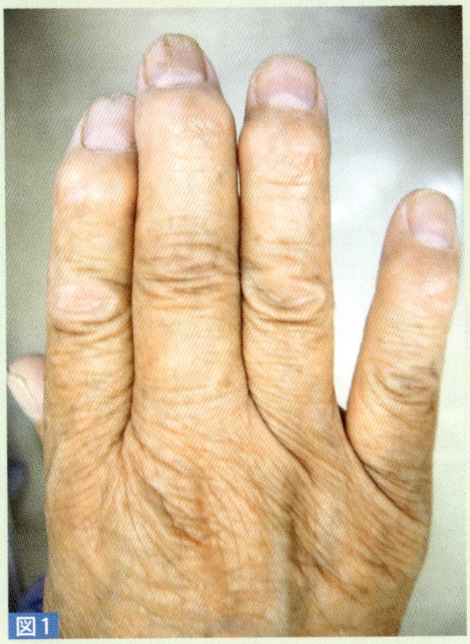
図1

症状 指が曲がっていて時々痛くなるのでリウマチでしょうか，と心配して受診した78歳の女性．診断は？

所見 第1～4指のDIP関節の変形，腫脹を認める（図1）．

一発診断 Heberden結節

解説

- DIP関節の変形，腫脹を認めるが，他に症状はなく，四肢などに発疹も認めないことからHeberden結節と診断した．
- Heberden結節は，指節間関節における変形性関節症のうち，DIP関節に骨棘形成，関節裂隙の狭小化，骨硬化像を認めるものをいう．
- 発赤，疼痛，腫脹を生じるが，自覚症状がない場合も少なくない．しだいに背側に骨隆起を生じて屈曲・拘縮をきたす．こわばりを訴えることがあるが，30分以上は持続しない．変形性関節症では遺伝が関与する場合もある[1)]．
- PIP関節にみられる同様の病変はBouchard結節という[2)]．

鑑別診断① **関節リウマチ**

- DIP関節は侵されない．

鑑別診断② **乾癬性関節炎**

- DIP関節の痛みをきたすことがあるので，四肢・被髪頭部などに銀白色の鱗屑に覆われた境界明瞭な紅斑がないかを確認する．

ワンポイントアドバイス **DIP関節の痛みを訴え，四肢に発疹がなければHeberden結節．**

63 最近よく転ぶんです……

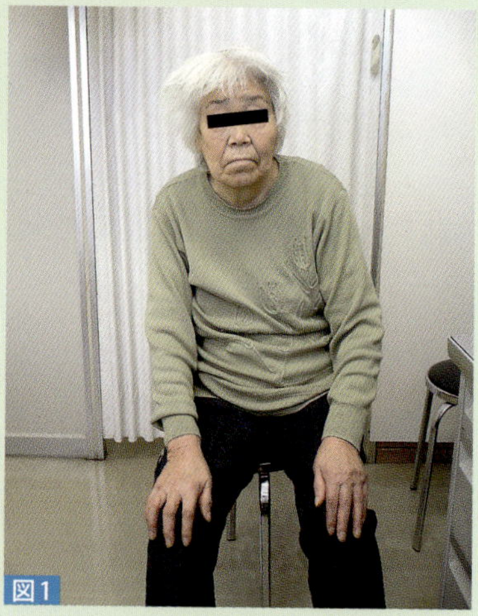

図1

症状 最近表情に乏しく転ぶことが多くなったため，家族に連れられて受診した78歳女性．診断は？

所見 椅子に座ると，体を傾けたままなかなか動こうとしなかった（図1）．

一発診断 パーキンソン病（斜め徴候，Pisa徴候）

解説

- 無表情，歩行障害に加え，体を傾けたまま戻ろうとしないためパーキンソン病を疑った．身体診察で，安静時振戦，筋固縮を認めたためパーキンソン病と診断した．
- パーキンソン病は，①**安静時振戦**，②**筋固縮**，③**無動**，④**姿勢反射障害**を四徴とする変性疾患である．
- 座位や立位時に体が斜めになったまま傾いている姿勢異常を斜め徴候（Pisa徴候）という[1]．姿勢反射障害と筋固縮の左右差が原因と考えられている．パーキンソン病の症状が軽い方へ傾くことが多い．患者は自分が傾いているという自覚がない．ベッド上で斜めに寝ていても本人は気にならず，介助しないといつまでもその姿勢のまま動かない（図2）．

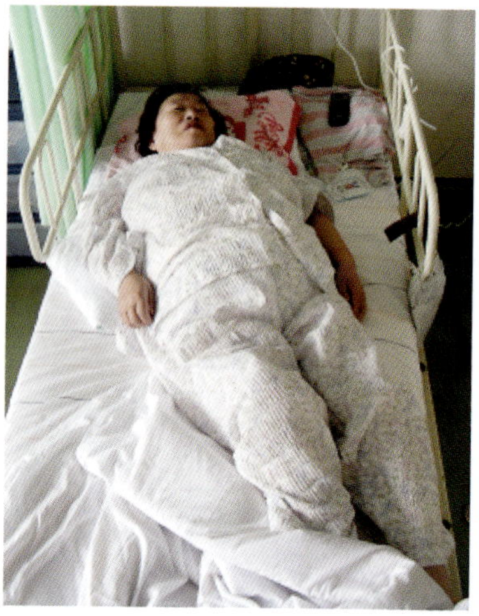

図2 斜め徴候（Pisa徴候）

鑑別診断 **脊柱側彎症**

- 肩の高さ，ウエストラインの左右差，肩甲骨の突出がみられる．

ピットフォール **前傾姿勢や斜め徴候などの姿勢異常による筋緊張が原因で腰痛・背部痛をきたしていることがあり，その場合，パーキンソン病の治療により症状が改善する．**

ワンポイントアドバイス **傾いたまま動かなければ，パーキンソン病を疑う．**

64

額にブツブツができたんです……

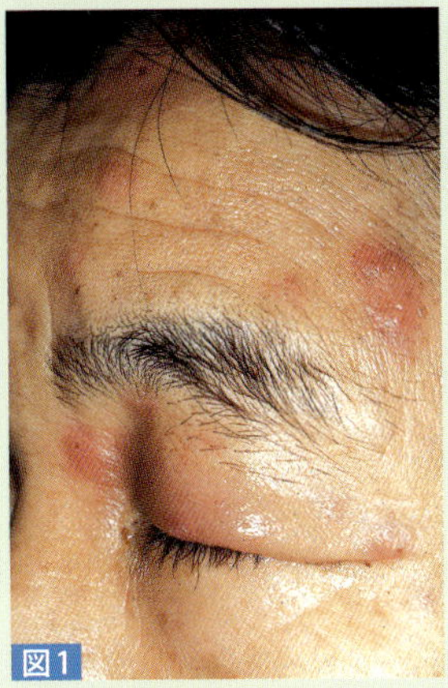
図1

症状 数日前から額が痛く，ブツブツが出てきたため受診した84歳の女性．診断は？

所見 左三叉神経第1枝領域と鼻根部に浮腫性紅斑，小水疱を認める（図1）．

一発診断 帯状疱疹（眼部帯状疱疹）

解説

- 三叉神経第1枝領域に一致して小水疱を伴う浮腫性紅斑を認め，同部位に神経痛を伴うため，帯状疱疹と診断した．
- 重要なのは，鼻根部から鼻尖部に病変を認める場合である．これはHutchinson's signと呼ばれ，眼病変合併の予測および早期診断に有用である[1, 2)]．Hutchinson's signがみられた場合，結膜炎，角膜炎などの眼病変を生じる眼部帯状疱疹の発生頻度が2倍となる．これは眼神経から分岐する鼻毛様体神経の枝は鼻根部から鼻尖部のほか，眼球内にも分布するためである（図2）．眼部帯状疱疹が疑われる場合は，すぐに眼科に紹介する必要がある．

ピットフォール **Hutchinson's signを認めなくても三叉神経第1枝の帯状疱疹では，3人に1人は眼部帯状疱疹となる．眼瞼に浮腫と水疱形成がある場合は要注意．三叉神経第2枝領域の帯状疱疹でも鼻背部から鼻尖部に発疹を認めることがあるが，この場合は眼病変をきたさない．**

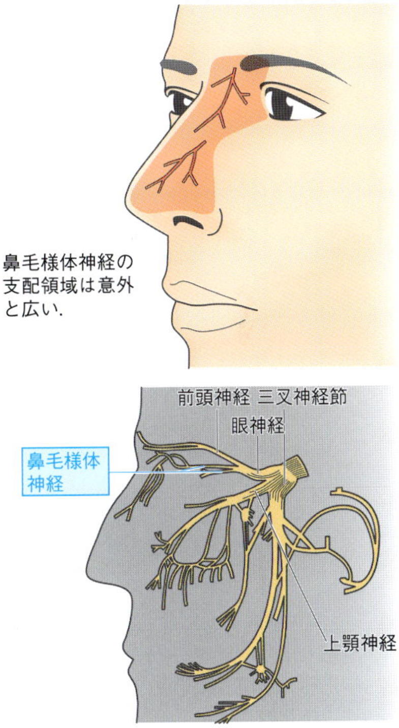

図2 三叉神経第1枝の分布
（文献2より引用改変）

ワンポイントアドバイス **三叉神経第1枝領域，特に鼻根部から鼻尖部の帯状疱疹の帯状疱疹は眼科医に紹介が必要．**

65 手が黄色いんです……

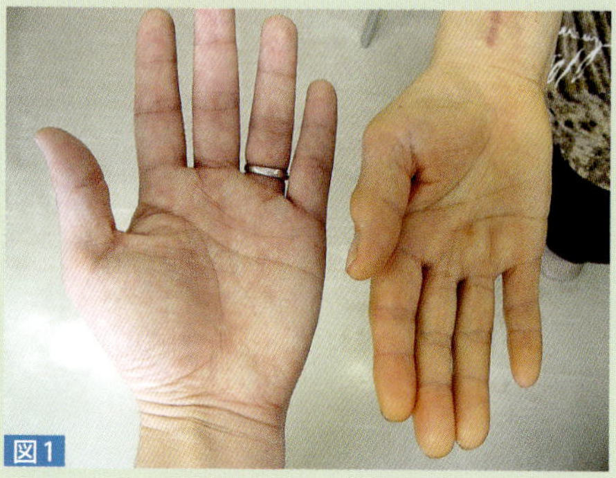
図1

症状 友達に手が黄色いといわれたため受診した，基礎疾患のない20歳のやせた女性．眼球結膜に黄疸はなく，手の黄染以外には身体診察で異常はない．診断は？

所見 手掌全体の黄染を認める（図1）．

（右が患者の手．左側は正常者）

一発診断 高カロチン血症（柑皮症）

解説

- 手の黄染以外に眼球結膜に黄疸を認めないことから高カロチン血症と診断した．
- 高カロチン血症はカロチンが蓄積するために皮膚が黄染する状態をいう．
- 角質層の厚い手掌，足底に起きやすい．皮膚のかゆみ，ビリルビン尿などの症状はなく，眼球結膜に黄染はみられない[1)]．
- 高カロチン血症の原因は3つに分けられる．2次性の高カロチン血症を見逃さないことが重要である[1〜3)]（表1の②③）．2次性高カロチン血症が除外できれば，血中βカロチンを測定しなくても確定してよい．

表1 高カロチン血症の原因

①カロチンを多量に含む食物（かぼちゃ，みかん，海苔など）の過剰摂取			
②ビタミンAの吸収障害	・神経性食思不振症	・肝疾患	・ネフローゼ症候群
③代謝異常	・甲状腺機能低下症	・糖尿病	・脂質異常症

鑑別診断 **黄疸**

- 手掌以外の皮膚，眼球結膜に黄染がある．

ピットフォール **食物の過剰摂取だけでなく，ダイエットを含む食生活を確認する．**

ワンポイントアドバイス **健康成人の手掌が黄色い時は高カロチン血症．**

66 痛がゆい発疹が出たんです……

症状 数日前から右前胸部のピリピリ感があり，その後，痛がゆくなって発疹が出てきたため受診した68歳の男性．診断は？

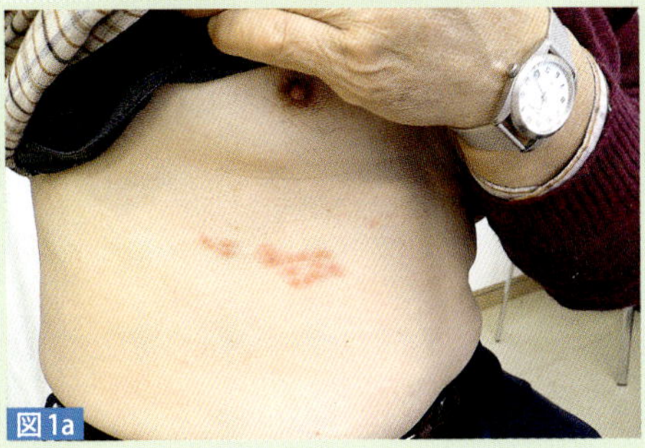

図1a

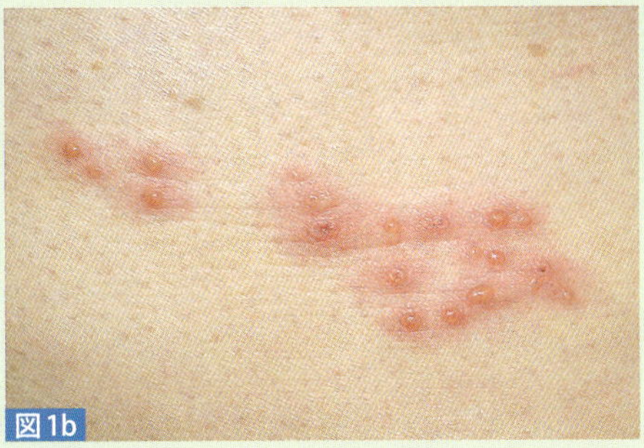

図1b

所見 肋骨神経の走行に沿って浮腫性紅斑，丘疹，小水疱がみられる（図1）．

一発診断　帯状疱疹

解説

- 神経支配領域に一致した特徴的な皮疹の性状から帯状疱疹と診断した．
- 帯状疱疹は潜伏感染した水痘・帯状疱疹ウイルスの再活性化によって生じる感染症で，次の2つがみられれば診断できる．
  ①デルマトームに沿った浮腫性紅斑，丘疹，小水疱の混在
  ②同部位の焼けるような，かゆみを伴った，触れただけでも痛い神経痛
- 発熱・頭痛・倦怠感がみられることもある[1]．陰部の帯状疱疹では，膀胱直腸障害として尿閉と便秘に注意する．高齢者，糖尿病，ステロイド投与中，抗癌薬投与中にみられることが多い．神経痛は皮疹の出る数日～1週間前に前駆症状として現れるので[2]，痛みだけを訴えて受診した場合は三叉神経痛や肋骨神経痛と間違われることが多い．
- 発疹の出現後72時間以内に抗ウイルス薬を投与すれば治癒が早まる．水疱は2～3週間かけて痂皮を形成して治癒する．

ピットフォール **浮腫性紅斑，びらんのみで，水疱を認めない帯状疱疹に注意する．**

ワンポイントアドバイス　**デルマトームに一致した痛みと水疱を伴う紅斑，丘疹は帯状疱疹．**

67 顔が腫れて痛いんです……

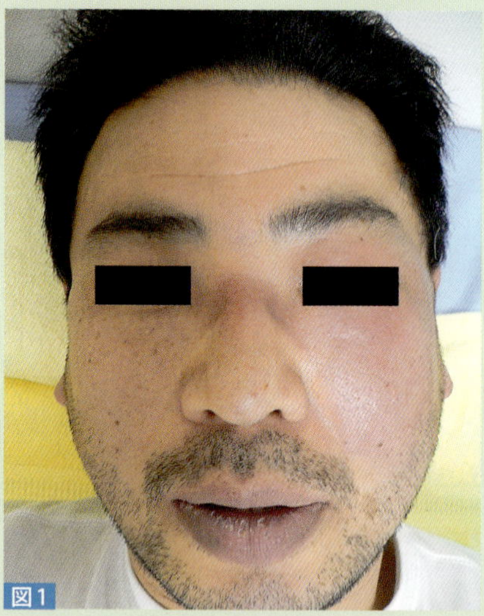

図1

症状 朝起きたら38℃の発熱があり，顔が腫れて痛いため受診した40歳の男性．診断は？

所見 左頬部・眼瞼周囲・鼻根部に境界明瞭な紅斑がある（図1）．

一発診断：丹毒

解説

- 発熱と疼痛を伴う境界明瞭な紅斑を認めていることから丹毒と診断した．
- 丹毒は真皮に限局した皮膚・軟部組織感染症である．原因菌は連鎖球菌が最も多い．糖尿病・アルコール・免疫不全・静脈血流不全などがあると再発しやすい（習慣性丹毒）．
- 顔面あるいは下肢に正常皮膚との境界が明瞭な，やや盛り上がった紅斑・腫脹を認め，疼痛を伴うことが多い．発熱，頭痛，食欲不振などの全身症状もみられる．
- 治療は患部のクーリング，ペニシリン系抗生物質である．

鑑別診断 **蜂窩織炎（図2）**

- 感染部位が真皮から皮下組織で，ブドウ球菌が原因であることが多い．正常皮膚との境界が不明瞭で，盛り上がりは少なく，硬結を伴う．臨床上，丹毒との鑑別が難しいこともある[1]．

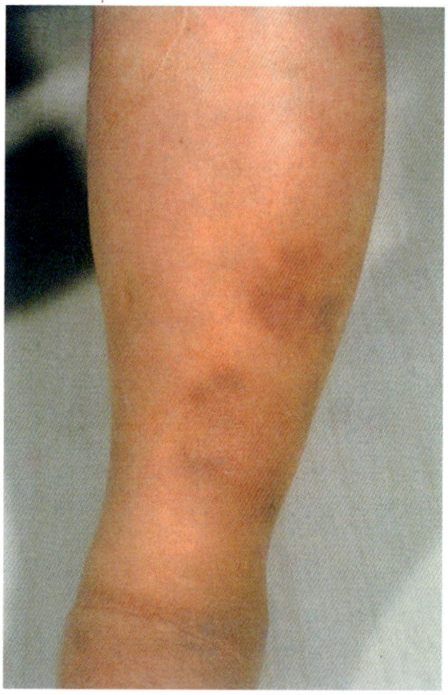

図2 蜂窩織炎
（文献2より引用）

ピットフォール **高熱，消炎鎮痛薬を内服するほどの激しい痛みで，水疱，紫斑，壊死などの皮膚所見があれば，さらに感染部位が深い壊死性筋膜炎を疑う．**

ワンポイントアドバイス **顔または下肢に境界明瞭な紅斑・腫脹をみたら丹毒を疑う．**

68 足がかゆいんです……

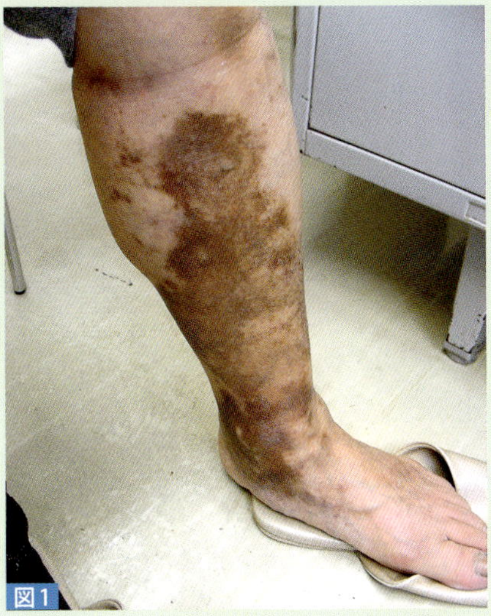
図1

症状 足がかゆいため受診した，心不全で通院中の70歳の女性．診断は？

所見 浮腫と静脈瘤がある下腿に，暗褐色の色素沈着が広範囲にみられ，足関節周囲にかゆみを伴う紅斑を認める（図1）．

一発診断：うっ滞性皮膚炎

解説

- 浮腫と静脈瘤がある部位に一致して色素沈着とかゆみを伴う紅斑を認めていることからうっ滞性皮膚炎と診断した．
- うっ滞性皮膚炎は，慢性の静脈不全が原因で起こる皮膚疾患[1]で，下腿1/3以下に好発し，浮腫，静脈瘤を伴うことが多い．立ち仕事が多い人，妊娠後の女性，高齢者，心不全の患者でよくみられる[2]．
- 静脈不全のため表在静脈圧が上昇し，赤血球が血管外に漏れて皮膚の色調変化，色素沈着が生じるのが特徴である．その後，痒みを伴う紅斑，点状出血，びらん，鱗屑，痂皮などの湿疹様病変がみられるようになる．重症例では潰瘍も生じることがある（静脈性下腿潰瘍）．
- ステロイド軟膏の塗布が有効である．下肢の挙上，弾性ストッキングなどの静脈不全の治療が皮膚病変の改善につながる．

鑑別診断 **貨幣状湿疹**

- 紅斑，丘疹，びらん，痂皮，鱗屑などが混在した円形から類円形の病巣で，下腿伸側に好発する．慢性では色素沈着を認める．
- 皮脂欠乏性湿疹，アトピー性皮膚炎，接触性皮膚炎に生じやすい．
- 自家感作性皮膚炎の原発巣となりうる．

ワンポイントアドバイス **下腿浮腫・静脈瘤のある患者に，色素沈着，痒みを伴う紅斑をみたら，うっ滞性皮膚炎を疑う．**

69 爪が白いんです……

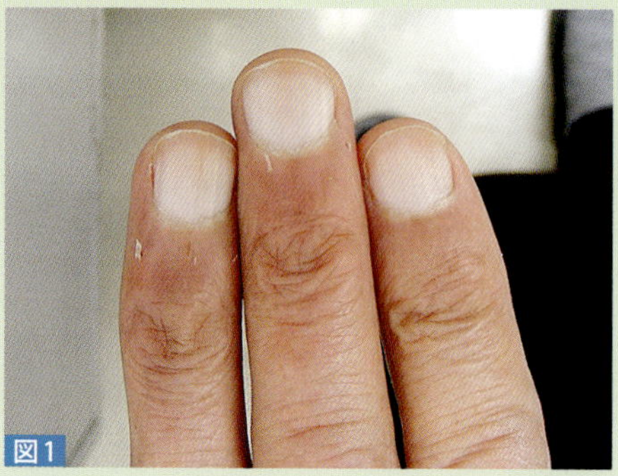
図1

症状 爪の付け根の白いところが，ほかの人よりも大きくて気になるため受診した73歳の女性．診断は？

所見 爪甲全体が一様に白く混濁している（図1）．

一発診断：Terry's nail

解説

- Terry's nailは，爪床の血行が低下して結合織が増加することにより，爪甲全体が一様に白く混濁しているものをいう[1]．
- すべての指でみられることが多いが，1本の指だけのこともある．爪半月は消失する．
- 肝硬変患者の80％でみられる．また，加齢，糖尿病，心不全，甲状腺機能亢進症，低栄養も原因となり，入院患者の25％でみられる．

鑑別診断 **爪甲離床症（図2）**

- 爪床から分離後の遠位側の爪が白くなる．
- 外傷，爪白癬，甲状腺機能亢進症などが原因．
- 点状陥凹 nail pittingがあれば乾癬を疑う（図3）．

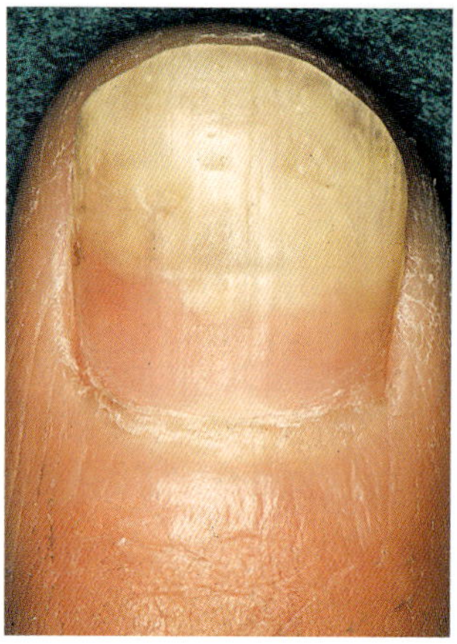
図2　爪甲離床症
（文献2より引用）

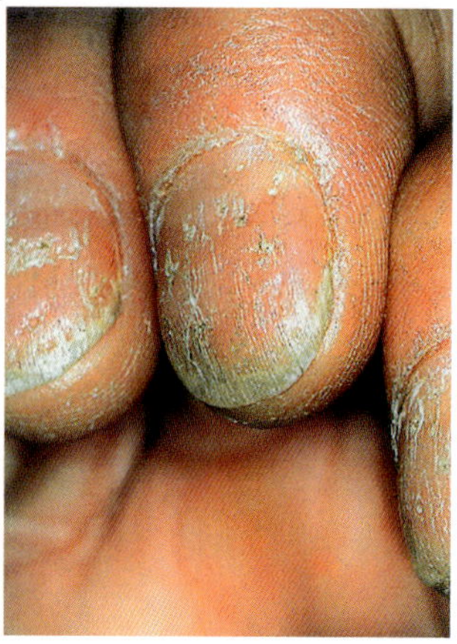
図3　乾癬の爪病変（爪甲離床症と点状陥凹を認める）
（文献3より引用）

ワンポイントアドバイス：爪床が一様に白く，爪半月が消失していたらTerry's nail.

70 まぶたが腫れて，痛いんです……

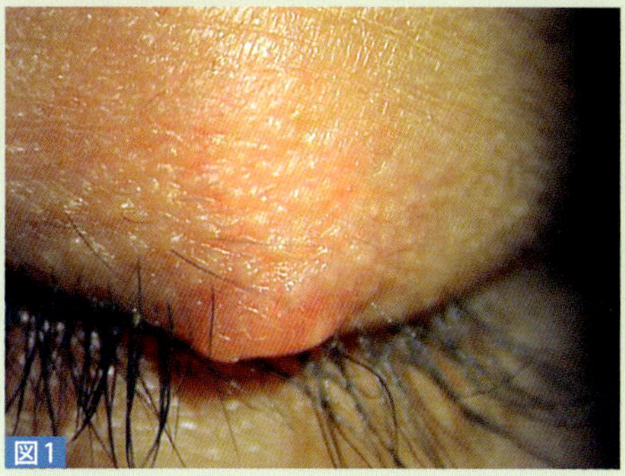
図1

症状 昨日から目の痛みがあり，だんだん眼瞼が腫れてきたため受診した17歳の男性．診断は？

所見 上眼瞼の一部が発赤・腫脹し，膿点と思われる黄白色の隆起がみられる（図1）．

（文献1より引用）

一発診断 麦粒腫（俗にいう，ものもらい）

解説

- 眼瞼が限局性に発赤・腫脹し，圧痛を伴う隆起がみられることから，麦粒腫と診断した．
- 眼瞼のさまざまな分泌腺が急性の化膿性炎症を起こしたものを麦粒腫という（図2）．黄色ブドウ球菌や表皮ブドウ球菌が原因で，眼瞼の発赤，腫れ，痛み，時に眼脂，流涙を伴うのが特徴である．
- 感染部位から2つに分類される（表1）[2]．

表1 麦粒腫の分類

①外麦粒腫	・モル腺（汗腺）やツァイス腺（脂腺）の炎症	・睫毛根部に腫脹・膿点がみられる
②内麦粒腫	・マイボーム腺（瞼板腺）の炎症 ・外麦粒腫よりも発赤の範囲が広い[2]	・眼瞼結膜側に腫脹・膿点がみられる ・霰粒腫に発展することがある[3]

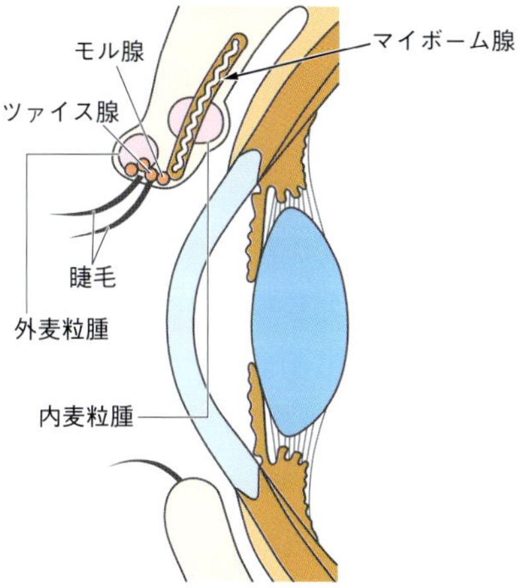

図2 麦粒腫

- 蒸しタオルなどで局所を温め，抗菌薬の点眼，軟膏，内服にて治療する．これらで改善がない場合は，切開排膿を行う．

鑑別診断 霰粒腫

- マイボーム腺の閉塞により分泌物が貯留し，脂肪変性が起こる慢性肉芽性炎症[2]．
- 眼瞼に硬いしこりを認め，発赤・痛みは伴わない．
- 根本的には手術で摘出するがステロイドの点眼，局所注射をすることもある．
- 自然消失することもある．
- 時に細菌感染を伴い，麦粒腫と似た症状をきたすことがあるが（化膿性霰粒腫），それ以外では抗菌薬による治療は不要である．

ピットフォール 中高年で霰粒腫を繰り返す場合は，悪性腫瘍を考える．

ワンポイントアドバイス 眼瞼の発赤，腫脹，疼痛，膿点があれば麦粒腫．

71 白眼のふちが盛り上がっているんです……

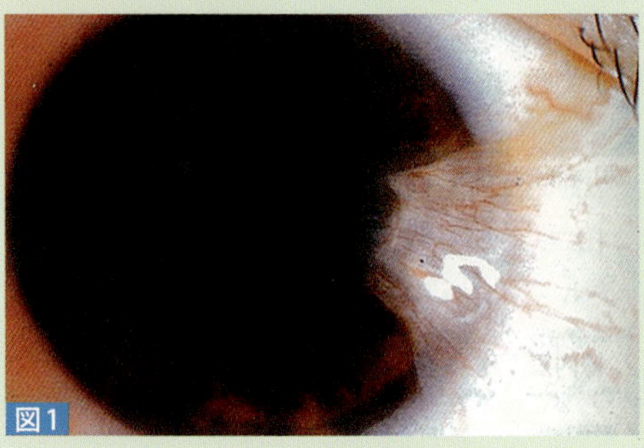
図1

(文献1より引用)

症状 白眼のふちが盛り上がっていることに気づき，心配になって受診した75歳の女性．診断は？

所見 鼻側の結膜が角膜に向かって伸びており，充血している (図1).

一発診断 翼状片

解説

- 結膜組織が角膜まで侵入していることから翼状片と診断した.
- 翼状片は，結膜組織が角膜内に侵入してくるものをいう[1)]．鼻側を底辺とした三角形となることが多い[2)]．まれに耳側から伸びてくることもある.
- 漁師，農作業従事者など紫外線を多く浴びている人でよくみられる．大部分は無症状だが，充血，眼精疲労，異物感を訴えることもある.
- 症状がなければ治療は不要．症状があれば点眼薬を用いるが，充血を治すことは難しい．翼状片が角膜の中央部にまで及ぶと，乱視，視力低下をきたし，手術の適応となる.

鑑別診断 **瞼裂斑**

- 紫外線やコンタクトレンズによる刺激の影響により，主に鼻側の結膜が白黄色に分厚く隆起したもの[2)].
- 蛋白質と脂肪の沈着で正常組織が変化してできる.
- 角膜まで侵入することはない.
- 眼瞼とこすれて炎症を起こした場合は点眼薬 (人工涙液，非ステロイド性消炎鎮痛薬，ステロイド薬) で治療する[2)].

ワンポイントアドバイス 鼻側から角膜内に侵入している結膜組織は翼状片.

72

3　視診で一発診断

蓄尿バッグが紫色になっているんです……

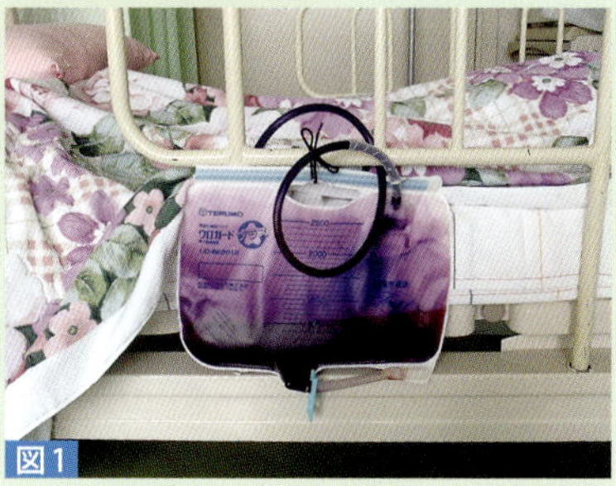

図1

症状 脳梗塞で胃瘻を造設し寝たきりで療養中の86歳女性.「先生, ○○さんの蓄尿バッグが紫色なんですが……」と看護師から報告があった. 診断は?

所見 蓄尿バッグと接続チューブが紫色に染まっている(図1).

一発診断　紫色尿バッグ症候群

解説

- 尿自体ではなく, 蓄尿バッグ・接続チューブが紫色に変化していることから紫色尿バッグ症候群と診断した.
- 紫色尿バッグ症候群は, 蓄尿バッグ・接続チューブが紫色から青紫色に着色する現象をいう. 尿自体は変色していない(図2). 長期間にわたって尿道カテーテルが留置されている患者の8～16%でみられる[1]. 寝たきりの高齢女性(無症候性細菌尿が多い)で慢性便秘や尿路感染症があると起こりやすい[2](表1, 図3). Escherichia coli, Pseudomonas aeruginosa, Enterococcus speciesなどが関与するとされる[3].
- 紫色尿バッグ症候群自体は有害ではなく, 全身症状がなければ細菌尿の治療は必ずしも必要でない. 排便コントロールや排尿管理を行うことで紫色尿バッグ症候群は起こりにくくなる.

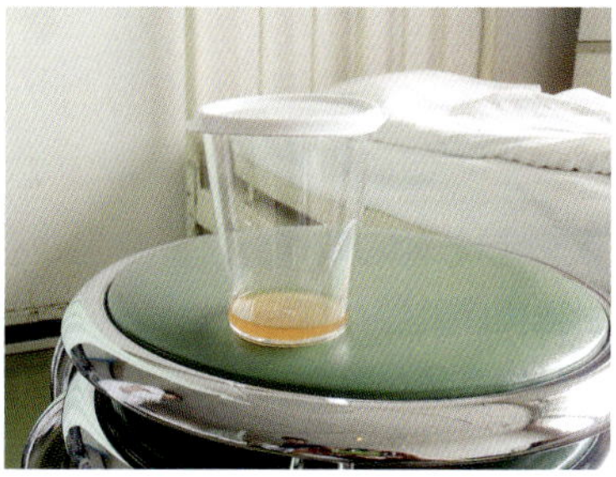
図2　紫色尿バッグ症候群の尿の外観

表1　紫色尿バッグ症候群の危険因子

①高齢女性	③寝たきり
②慢性便秘	④尿路感染症

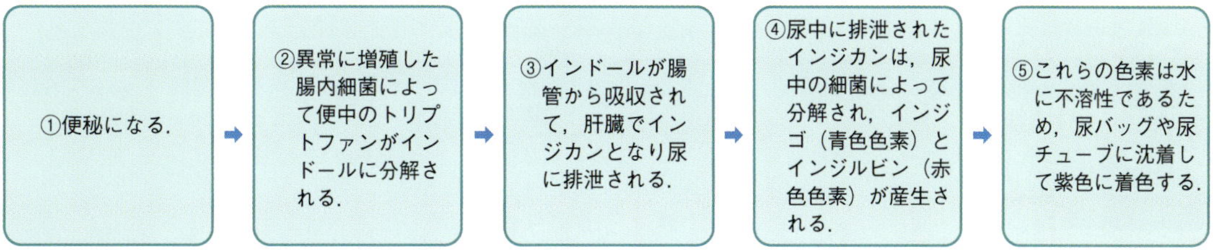

①便秘になる.
②異常に増殖した腸内細菌によって便中のトリプトファンがインドールに分解される.
③インドールが腸管から吸収されて, 肝臓でインジカンとなり尿に排泄される.
④尿中に排泄されたインジカンは, 尿中の細菌によって分解され, インジゴ(青色色素)とインジルビン(赤色色素)が産生される.
⑤これらの色素は水に不溶性であるため, 尿バッグや尿チューブに沈着して紫色に着色する.

図3　紫色尿バッグ症候群の発生機序

ピットフォール 尿の色調に変化をきたす代表的な薬剤

- Propofol(ディプリバン®)…緑色尿
- Metronidazole(フラジール®)…褐色尿
- Cefdinir(セフゾン®)…赤色尿

ワンポイントアドバイス 寝たきりの高齢女性の蓄尿バッグが紫色なら紫色尿バッグ症候群.

73

目が痛くてぼやけるんです……

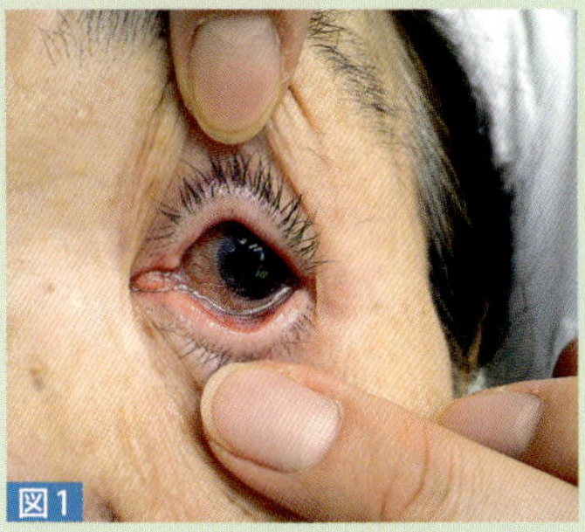
図1

症状 昨日から左眼が痛く，目がかすみ，吐き気がするため受診した78歳の女性．対光反射は消失していた．診断は？

所見 散瞳，毛様充血，角膜浮腫を認める（図1）．

一発診断 急性閉塞隅角緑内障

解説

- 眼が赤い（red eye）疾患の鑑別である．散瞳，毛様充血，角膜浮腫を認め，対光反射が消失していることから急性閉塞隅角緑内障と診断した．
- 急性閉塞隅角緑内障は，眼圧が急速に上昇するために視力低下，眼痛，霧視，虹視症（灯りをみると，まわりに虹のような輪がみえる），嘔気・嘔吐，頭痛が起こり，不可逆性の視力障害をきたすものである[1]．危険因子として，高齢，緑内障の家族歴，強度の遠視，瞳孔を散大させる薬（抗コリン薬など）があげられる．緑内障と診断するための所見には次の５つがある．

  ①**散瞳（瞳孔不同）**
  ②**対光反射の減弱から消失**
  ③**毛様充血（進行したら結膜全体が充血する）**
  ④**角膜浮腫（古くなった魚の目のようになる）**
  ⑤**まぶたの上から触診すると，眼球が石のように硬い（この場合，眼圧が30 mmHg以上）**[2]
- 浸透圧利尿薬の点滴，炭酸脱水素酵素の内服，縮瞳薬の点眼で速やかに治療を開始する．

鑑別診断 **red eyeをきたす疾患（表1）．**

表1 red eyeをきたす疾患の分類

	結膜炎	上強膜炎	強膜炎	緑内障	ぶどう膜炎	角膜炎
充血	結膜充血	局所	局所～全体	毛様充血	毛様充血	結膜充血
眼脂	あり	なし	なし	なし	あっても少量	あり
瞳孔	不変	不変	不変 （二次性ぶどう膜炎の合併時は縮小）	散大 対光反射：減弱～消失	縮小 対光反射：減弱	不変 （二次性ぶどう膜炎の合併時は縮小）
眼痛	なし	軽度～中等度	中等度～高度	中等度～高度	中等度	中等度～高度
視力低下	なし	なし	低下することあり	重度の低下	軽度～中等度の低下	中等度～重度の低下
角膜混濁	なし	なし	まれにあり 辺縁不明瞭	あり	混濁することあり	あり

ピットフォール **眼の症状を訴えずに，嘔気・頭痛で受診することがあるので要注意．**

ワンポイントアドバイス **高齢者の片側の眼痛と嘔気は，緑内障．**

74

むこうずねに押すと痛い発疹が出たんです……

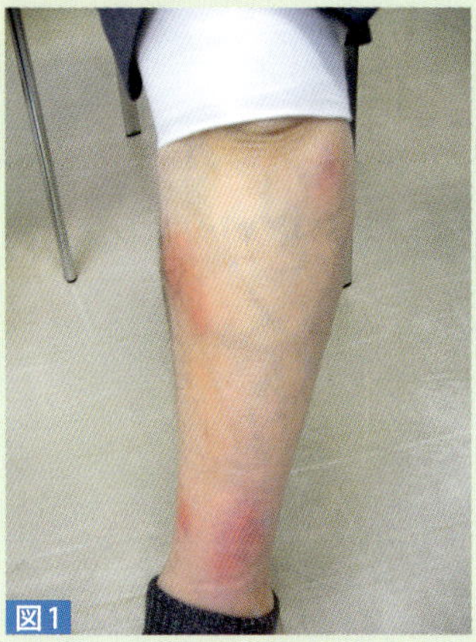

図1

症状 37℃台後半の発熱と，両下腿に押すと痛みのある発疹を認めたため受診した74歳の女性．内服薬なし．診断は？

所見 下腿前面に境界不明瞭な淡紅色の紅斑が多発している（図1）．皮下に硬結を触れる．

一発診断　結節性紅斑

解説

- 両下腿前面に，皮下硬結，疼痛を伴う境界不明瞭な紅斑が多発していることから結節性紅斑と診断した．
- 結節性紅斑は大きさ1～10 cmの有痛性の皮下結節が生じる炎症性疾患である．下腿前面に好発するが，体幹，大腿，上肢など脂肪組織があるところならどこにでも起こりうる[1]．潰瘍を形成することはない．
- 女性にみられることが多い．原因が特定できないものが約50％を占めるが，特定できたものの中では感染症，特に溶連菌感染後が28～48％と最も多い[2]．その他の原因としては，サルコイドーシス（11～25％），薬剤性（3～10％），妊娠（2～5％），炎症性腸疾患（1～4％）などがあげられる．
- 全身症状として，発熱，全身倦怠感，多関節痛を伴うことがある．
- 原因疾患の治療に加え，下肢の安静，非ステロイド性消炎鎮痛薬で対症療法を行い，効果が不十分な場合は経口ステロイドを用いる．瘢痕を残さずに2～8週間で治癒する[1]．

鑑別診断① **蜂窩織炎**

- 通常，病変は単発である．

鑑別診断② **血栓性静脈炎**

- 皮下に索状物を触れる．

鑑別診断③ **硬結性紅斑**

- 熱感，疼痛などの炎症所見に乏しい皮下結節を伴う紅斑で，潰瘍を形成することがある．数ヶ月以上持続し瘢痕を残す．

ピットフォール **先行する症状がはっきりしない溶連菌感染もあるので，症状がなくても咽頭培養，ASOのチェックを行う[2]．**

ワンポイントアドバイス **下腿前面の皮下硬結，疼痛を伴う境界不明瞭な紅斑は，結節性紅斑．**

75 口から水がこぼれるんです……

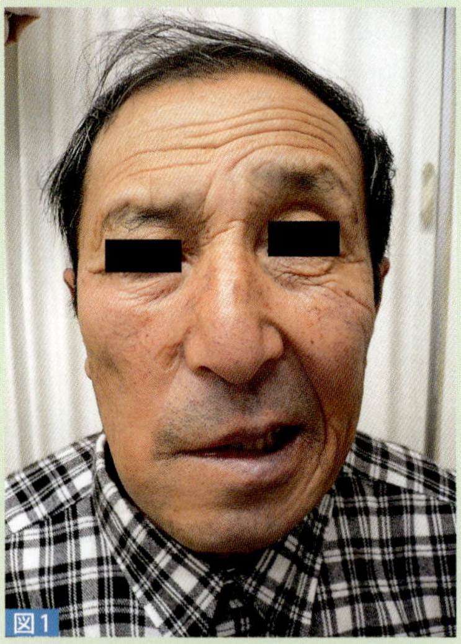
図1

症状 朝食時に口角から水がこぼれることに気づいて受診した，糖尿病で通院中の76歳の男性．発疹，耳鳴り，難聴，四肢の麻痺はない．診断は？

所見 額のしわ寄せに左右差があり，右鼻唇溝の消失，口角下垂がみられる（図1）．

一発診断：ベル麻痺

解説

- 鼻唇溝の消失，口角下垂から顔面神経麻痺を発症しており，額のしわ寄せに左右差を認め，顔面神経以外に神経症状がないことからベル麻痺と診断した．
- ベル麻痺は，原因が特定できない急性の末梢性顔面神経麻痺である．顔面神経麻痺をきたす全疾患の50%を占め[1]，5～10%の患者で糖尿病を合併している[2]．
- 顔面神経麻痺では，中枢性と末梢性の鑑別が重要である．

①**四肢の麻痺はあるか**

ある→中枢性→顔面神経麻痺と同側の片麻痺ならテント上，対側なら脳幹が病変．

ない→末梢性

②**額にしわ寄せが可能かどうか**（図2）

可能→中枢性

不可能→末梢性

③**顔面神経以外の神経学的所見があるか**→［鑑別診断を参照］

- 主な症状は，口から飲み物がこぼれる，眼が完全に閉じられなくなる（兎眼），味がわからなくなる，音が敏感になるなどである．
- 70～80%は自然に治癒するが[2]，症状回復までの時間を短くし，完全寛解の可能性を高めるために，顔面神経の炎症を抑える目的で経口ステロイドを投与する．抗ウイルス薬は無効で，経口ステロイドと併用しても効果に差はない[3]．

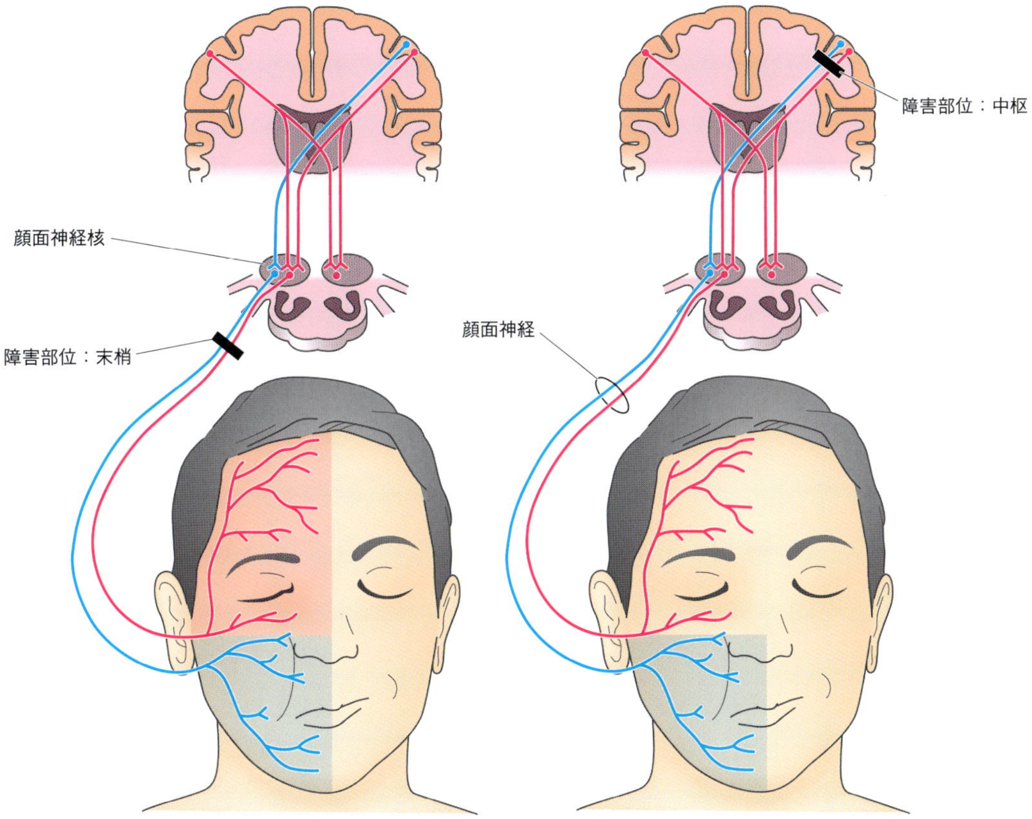

前頭筋は大脳皮質からの両側性支配．下顔面筋は片側性支配．よって，中枢性の場合は額のしわ寄せが可能．

図2 末梢性と中枢性の顔面神経麻痺の違い
（文献2より引用改変）

鑑別診断 **Ramsay-Hunt 症候群**

- 帯状疱疹ウイルス感染による末梢性顔面神経麻痺で，外耳道・耳介に帯状疱疹を認め，耳鳴り・難聴・めまい（第８脳神経症状）を伴う．抗ウイルス薬で治療する．

ピットフォール **顔面神経鞘腫，耳下腺癌で末梢性顔面神経麻痺をきたす場合もあるので，治療に抵抗する末梢性顔面神経麻痺には注意する．**

ワンポイントアドバイス **患側全体の顔面神経麻痺があり，ほかに神経症状，耳症状がない場合はベル麻痺．**

76 声がかすれるんです……

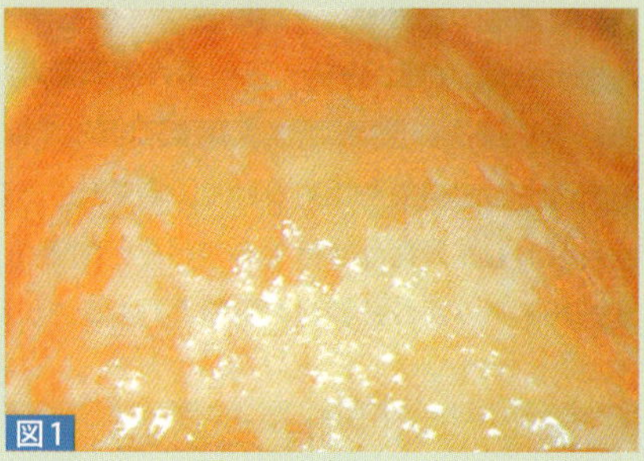

図1

(文献1より引用)

症状 最近声がかすれると訴え受診した，気管支喘息で通院中の60歳男性．診断は？

所見 咽頭に白苔がついており，綿棒で容易にこすり落とすことができた（図1）．

一発診断　鵞口瘡（急性偽膜性カンジダ症）

解説

- 吸入ステロイドを使用しており，綿棒でこすり落ちる白苔であることから鵞口瘡と診断した．
- 鵞口瘡は，口腔咽頭粘膜のカンジダ感染症で，白苔がつくのが特徴である．白苔はガーゼや綿球などで容易に剥離でき，剥離した後の粘膜表面に発赤，びらん，出血を認め，ヒリヒリ感がある．慢性になると剥離が困難になる．
- 辛味や酸味のあるものがしみる，味がわかりにくい，灼熱感，苦味，飲み込む時に痛みを感じるなどの症状があるが，無症状のこともある[2]．カンジダ感染が喉頭部まで広がっている場合は嗄声を訴える．高齢，義歯の清掃不良，抗菌薬の使用，経口・吸入ステロイドの使用，口腔内乾燥などが原因である[3]．
- 抗真菌薬の含嗽・塗布による局所的な治療を行う．

鑑別診断 **白苔・白斑が拭えない場合は要注意．白板症（図2），扁平苔癬，慢性肥厚性カンジダ症を考える．**

ピットフォール **萎縮（紅斑）性カンジダ症では，白苔の付着はなく，発赤・痛みのみを訴える．**

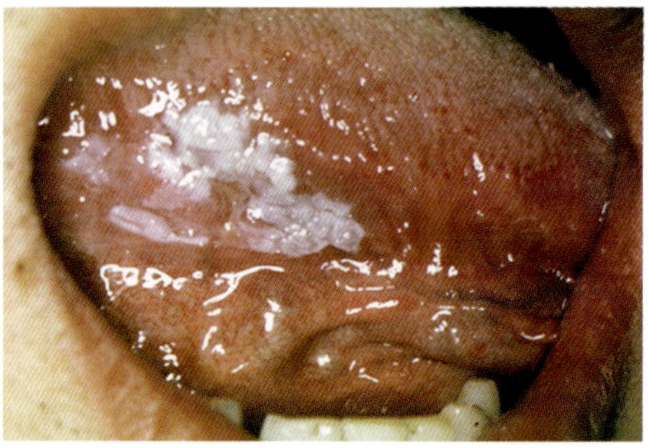

図2　白板症

(文献4より引用)

ワンポイントアドバイス　**口腔粘膜に容易にこすり落ちる白苔をみたら偽膜性カンジダ症．**

77 熱が出て，口のまわりにぶつぶつが出てきたんです……

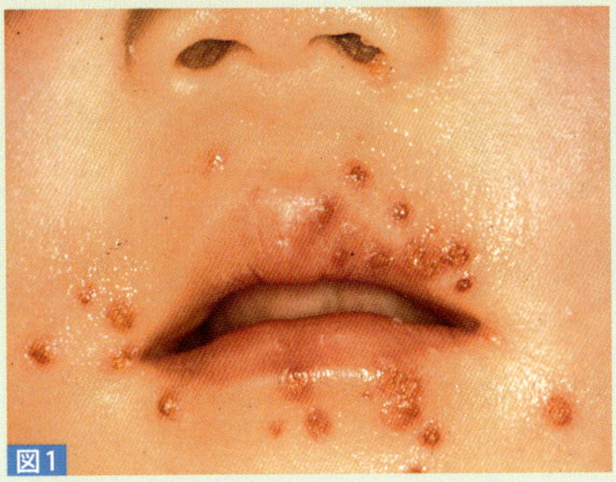
図1

症状 数日前から発熱して元気がなく，その後口のまわりや口腔内に小水疱が出てきて食事を摂ることができなくなったため受診した2歳の女の子．診断は？

所見 歯肉，口唇に水疱，びらん，潰瘍を認める（図1）．

（文献1より引用）

一発診断：ヘルペス性歯肉口内炎

解説

- 発熱，食欲不振と特徴的な水疱の分布からヘルペス性歯肉口内炎と診断した．
- ヘルペス性歯肉口内炎は，38℃台の発熱，不機嫌で発症し，その後，舌，口蓋，歯肉，頬粘膜，口唇が腫脹して，有痛性の小水疱，びらん，潰瘍を認める単純疱疹ウイルス（HSV-1）感染症である[2]．
- 5歳未満の小児が同ウイルスに初感染した際にみられる．病変は易出血性で，痛みのため食欲が低下する．また，よだれが増加し，口臭がみられるようになることが多い[3]．顎下リンパ節が腫脹することもある．
- 抗ウイルス薬により治療し，水分や栄養補給にも注意する．

鑑別診断① **ヘルパンギーナ（図2）**

- 口蓋垂および軟口蓋に小水疱，アフタがみられる．歯肉に病変はみられない．

鑑別診断② **Stevens-Johnson症候群**

- 薬の副作用により，全身に紅斑，水疱，びらん，粘膜障害をきたすもの．発熱，臓器障害を伴う．

鑑別診断③ **手足口病（→項目79参照）**

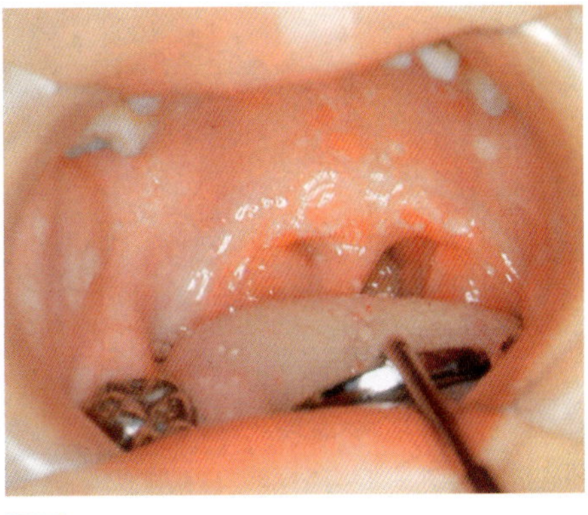
図2　ヘルパンギーナ
（文献4より引用）

ワンポイントアドバイス：**歯肉，口唇に小水疱，びらんがみられる発熱患児は，ヘルペス性歯肉口内炎を疑う．**

膝が痛いんです……と12歳の男子が

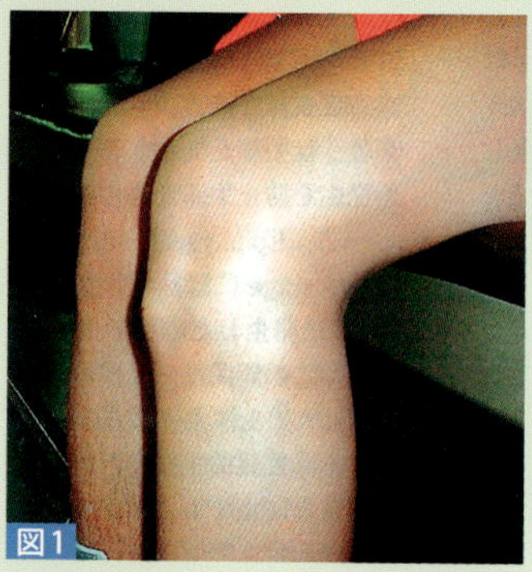
図1

症状 部活で熱心にバレーボールに取り組んでいたが，最近膝の下が痛いため受診した12歳の男子．診断は？

所見 膝蓋腱の付着部が隆起している（図1）．

（文献1より引用）

一発診断：Osgood-Schlatter病（脛骨粗面骨端炎）

解説

- スポーツをする10歳代の子供で膝蓋腱の付着部に隆起と圧痛を認めることからOsgood-Schlatter病と診断した．
- Osgood-Schlatter病は，膝蓋腱の付着部である脛骨粗面に隆起と圧痛，腫脹を認めるものをいう[1]．10～15歳の成長期に起こりやすく，膝の屈伸，しゃがみ込み，ジャンプなど瞬発力のいるスポーツなどで大腿四頭筋の牽引力が同部に加わり，脛骨粗面の軟骨が遊離してしまうことが原因である．
- X線写真で軟骨の遊離がみられる（図2）．
- 治療は，症状が強ければスポーツを制限し，オスグッドバンドを使用する[2]．

鑑別診断① **膝蓋腱炎（ジャンパー膝）**

- 膝蓋骨下極に圧痛がある（図3の①）

鑑別診断② **膝蓋下滑液包炎**

- 軟らかい腫瘤を触れる（図3の②）

ピットフォール **軟骨の遊離は初期にはみられないことがある．症状が消失しても遊離骨片は残存する．**

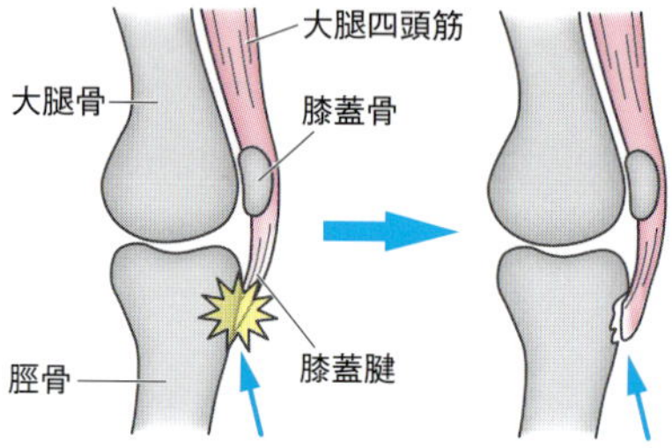

図2 Osgood-Schlatter病のX線写真模式図

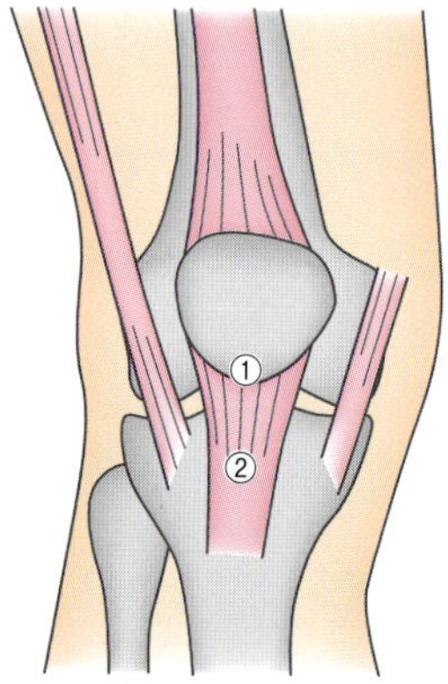

図3 膝蓋腱炎（①）と膝蓋下滑液包炎（②）の炎症部位

ワンポイントアドバイス：10歳代前半のスポーツをする子供で，脛骨粗面に圧痛・腫脹があればOsgood-Schlatter病．

79 手足に発疹が出て痛いんです……

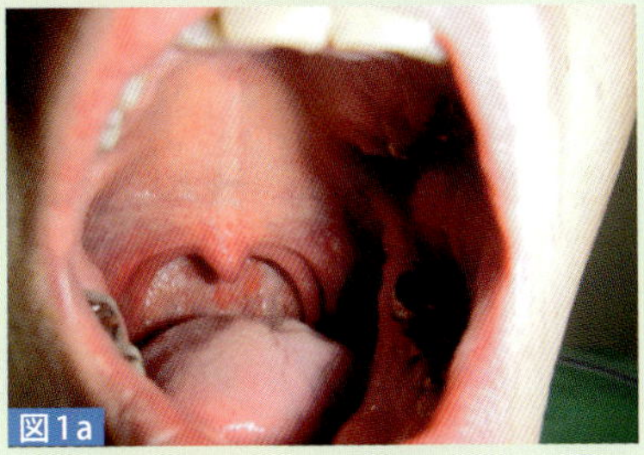
図1a

症状 2日前から咽頭痛，昨日から手，足に痛みのある発疹が出たため受診した37歳の男性．家族に同様の症状の者はいないが，2週間前に1歳の長男が……．診断は？

所見 手掌，手指，足趾，前口蓋弓に有痛性の小出血点を認める（図1）．

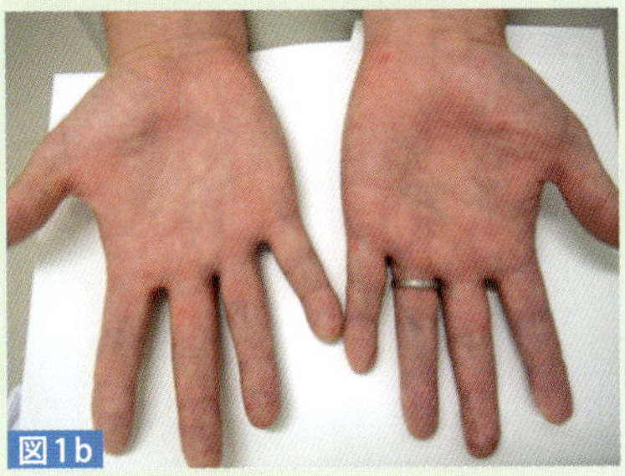
図1b

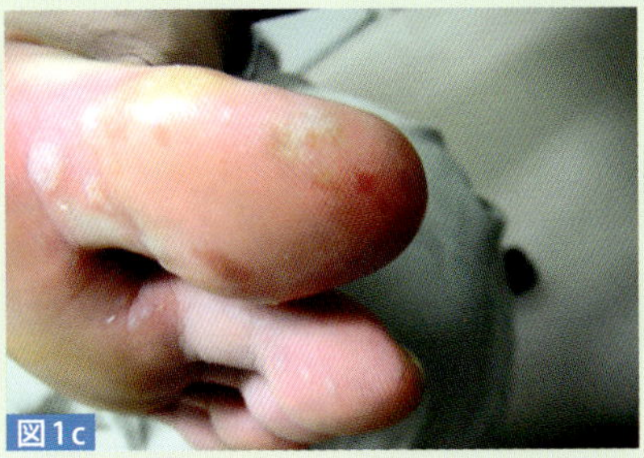
図1c

一発診断　手足口病

解説

- 1歳の子供が手足口病の診断を受けており，特徴的な発疹から手足口病と診断した．
- 手足口病は 手掌，手背，手指，足底，足背，足趾に2～5mm程度の有痛性の楕円形をした紅丘疹，水疱をきたすウイルス感染症である．時に膝，下腿，臀部，陰部にもみられる．口腔内は口蓋，頬，舌，口唇など口腔全体にみられ，アフタを形成しやすく，点状出血をきたすこともある．水疱は痂皮を形成せずに治癒する．口内疹による疼痛のため食欲低下がみられる場合がある．また，30%に発熱がみられる．
- コクサッキーウイルスA16，エンテロウイルス71が原因で，6ヶ月～5歳に多いが大人でも罹りうる．鼻汁，唾液，糞便，水疱から感染する[1]．症状消失後も数週間にわたってウイルスが便中に排出されて感染源になりうるため，急性期のみ登園を停止しても流行を阻止することは難しい．
- 数日で治癒するので，手洗いを励行させ，全身状態が良ければ通園を許可してもよい．

鑑別診断① **水痘**

- 水疱は痂皮を形成して治癒する．

鑑別診断② **ヘルパンギーナ**

- 口腔粘膜，特に軟口蓋から前口蓋弓に発赤，水疱，潰瘍を形成する．

ピットフォール **エンテロウイルスによる場合は中枢神経系の合併症に注意する．**

ワンポイントアドバイス **手，足，口腔内に紅丘疹，水疱があれば大人でも手足口病．**

80 手のひらが赤いんです……

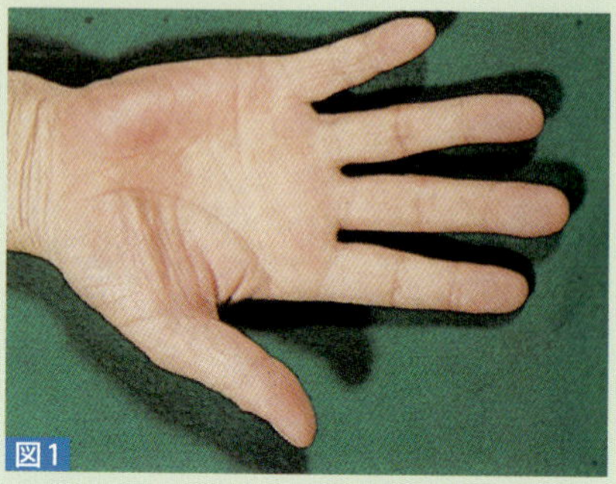
図1
(文献1より引用)

症状 他人よりも手のひらが赤いんじゃないかと心配して受診した70歳の男性. かゆみや痛みはない. 既往歴はなく, 内服薬もない. 診断は？

所見 母指球, 小指球に紅斑を認める (図1).

一発診断 手掌紅斑

解説

- 母指球, 小指球に疼痛, 掻痒感のないびまん性の紅斑がみられ, 手掌中央部にはみられないことから手掌紅斑と診断した[2].
- 手掌紅斑は, さまざまな原因によって末梢血流が増加するために起こる血管拡張性病変である. 肝硬変, 門脈圧亢進症, 肝炎ウイルス感染症など肝疾患の23%でみられる身体所見としてよく知られているが, その他にも表1の病態でもみられることがある[3].

表1 手掌紅斑がみられる病態

①妊娠
②自己免疫疾患 (関節リウマチ・全身性エリテマトーデス)：指先端にも紅斑がみられる[3]
③代謝性疾患：甲状腺機能亢進症, 糖尿病
④皮膚疾患：アトピー性皮膚炎, 乾癬
⑤薬剤：アミオダロン, HMG-CoA還元酵素阻害薬など
⑥呼吸器疾患：慢性閉塞性肺疾患 (高炭酸ガス血症)
⑦喫煙

ピットフォール **肝疾患以外でも手掌紅斑をきたすことがある.**

ワンポイントアドバイス **母指球, 小指球に, 疼痛, 掻痒感のないびまん性紅斑をみたら手掌紅斑.**

81 臍に何かゴロゴロしたものがあるんです……

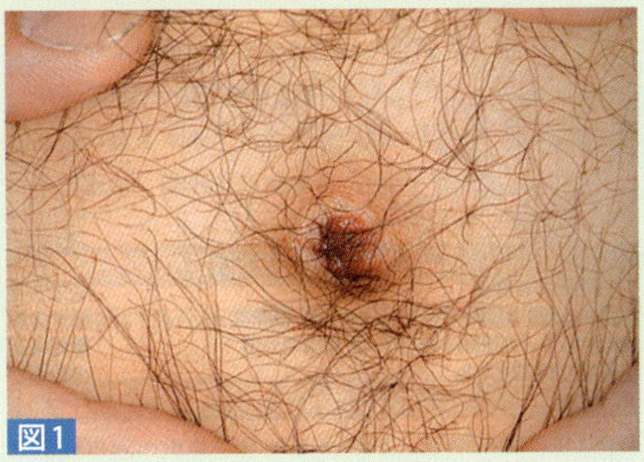
図1 (文献1より引用)

症状 臍に痛みのない腫瘤を触れると訴えて受診した74歳男性．診断は？

所見 発赤を伴った，形状が不整の硬い腫瘤を認める（図1）．

一発診断 Sister Mary Joseph結節

解説

- 臍に痛みを伴わない硬い結節を認めることからSister Mary Joseph結節と診断した．
- Sister Mary Joseph結節とは腹腔内の悪性腫瘍が臍に転移したものをいう．形状が不整で，痛みはない，白色～青紫色～赤褐色の結節で，表面にはびらん，潰瘍，滲出液を認めることもある．掻痒感を伴うこともある．大きさはほとんどが5cmを超えない[2)]．
- 臍腫瘍を有する胃癌患者の予後は悪いことに気づいた看護師Mary Josephの名にちなんで命名された．
- 原発腫瘍は，男性では胃，女性では卵巣・子宮が多く，膵，大腸，小腸，胆嚢，肺などでもみられる[3)]．
- 生検を施行し確定診断をする．原発腫瘍と患者の状態に左右されるが，平均余命10ヶ月と予後が悪い．

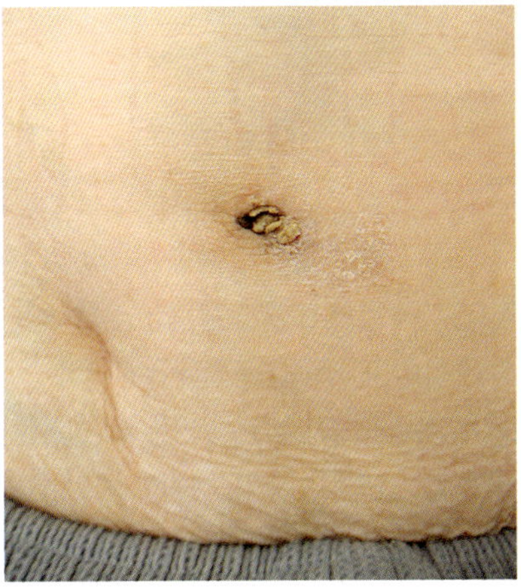
図2 臍石

鑑別診断① **臍石（図2）**

- 臍の不衛生により角質が長時間蓄積したために生じる塊．鉗子などで摘出可能．

鑑別診断② **臍ヘルニア**

- 腹水，肥満，腹壁の脆弱により腹腔内圧が上昇して生じる．

ピットフォール **Sister Mary Joseph結節が悪性腫瘍の最初で唯一の徴候のことがある．**

ワンポイントアドバイス **臍に腫瘤を認めたら，悪性腫瘍を検索する．**

82

おちんちんを痛がるんです……

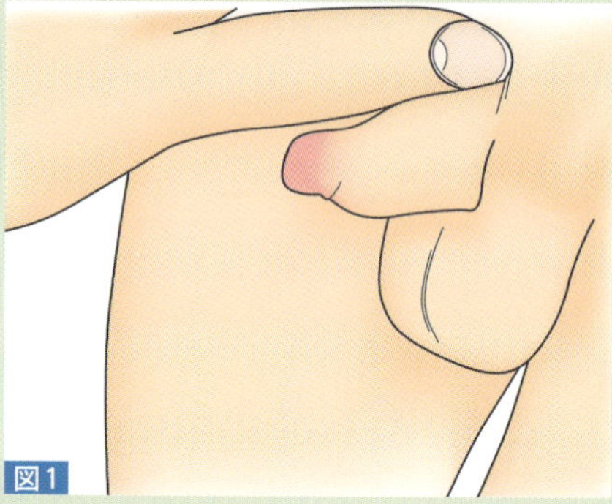

図1

症状 おちんちんの先が赤く，おしっこをする時に痛みがあるため，母親に連れられて受診した4歳の男児．診断は？

所見 包皮が発赤，腫脹している（図1）．

一発診断　亀頭包皮炎（包皮炎）

解説

- 包皮の発赤，腫脹がみられ，排尿時痛があることから，亀頭包皮炎と診断した．
- 亀頭包皮炎は，包皮をいじるなどの物理的刺激や不衛生などが原因で起こる細菌感染症[1]で，2～5歳に多い[2]．起因菌はグラム陽性球菌であることが多い．石鹸や衣類による接触性皮膚炎が原因になることもある．
- 陰茎の先端部の発赤，腫脹，痛み，かゆみ，排尿時痛を認め，包皮口から膿を排出することもある．
- 洗浄で清潔に保ち，抗菌薬の軟膏塗布，内服で治療する．真性包茎が原因で症状を繰り返す場合は，真性包茎の治療をする．

鑑別診断 **嵌頓包茎**

- 狭い包皮口から亀頭が露出し，翻転した包皮が元に戻らなくなった状態．用手的整復を試みて，整復が困難な場合は手術．

ワンポイントアドバイス　**排尿時痛を伴う陰茎先端部の発赤は亀頭包皮炎．**

83

歩くと息苦しいんです……④

症状 労作時の呼吸困難を訴えて受診した60歳の男性．既往歴はない．パルスオキシメーターをつける時に指の先端が丸みを帯びていることに気づいた．診断は？

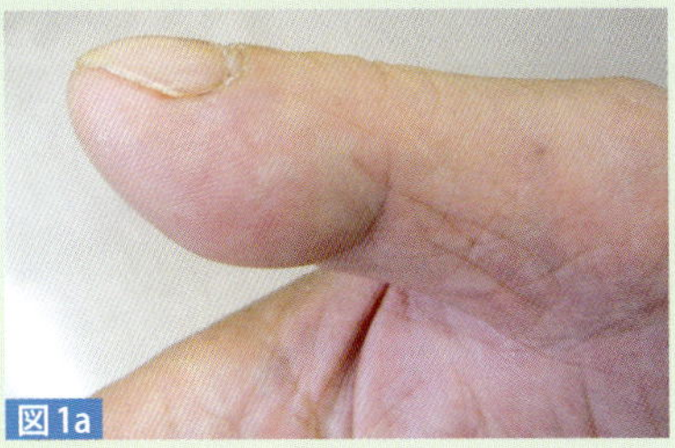
図1a

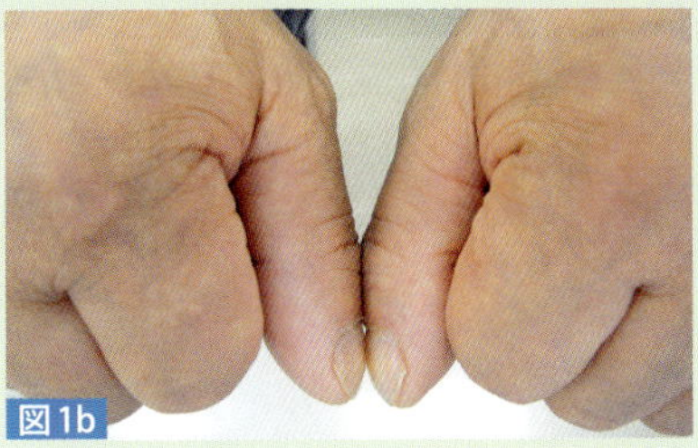
図1b

所見 第1指の爪を向かい合わせにすると，ダイヤモンド型の隙間（図1）ができない．

一発診断：ばち指

解説

- 爪甲が大きくなり指先を包むように丸みを帯び，爪と爪甲を囲んでいる皮膚（後爪郭）の角度が180度以上になっている（図2）[1]．このように，手指末端の結合組織が肥厚して，爪床が凸状に隆起したものをばち指という．血小板由来増殖因子によって，手指末端で血管が増生し，血流の増加により結合組織が増殖するために起こる．
- 左右の指先を重ねると，正常では爪と爪郭によりダイヤモンド型の隙間ができるが，ばち指ではこれができなくなる．これをSchamroth徴候という（図3）[2]．
- ばち指をきたす疾患の8割は呼吸器疾患であることから，まず呼吸器症状を確認し，胸部の聴診，胸部X線写真を撮影し原疾患を診断する（肺線維症，気管支拡張症，肺癌，チアノーゼ性心疾患，肝硬変など）．

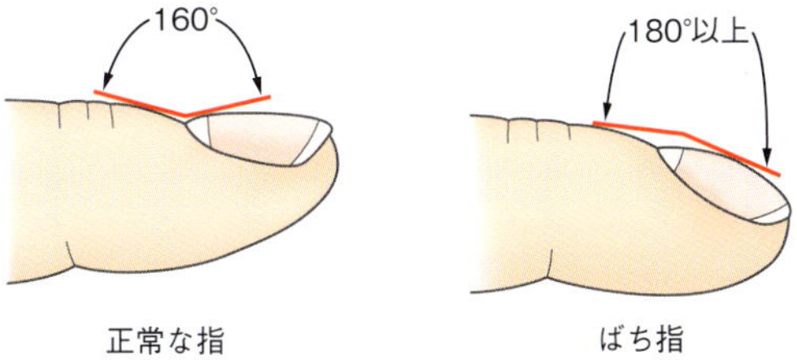

図2 ばち指の診断

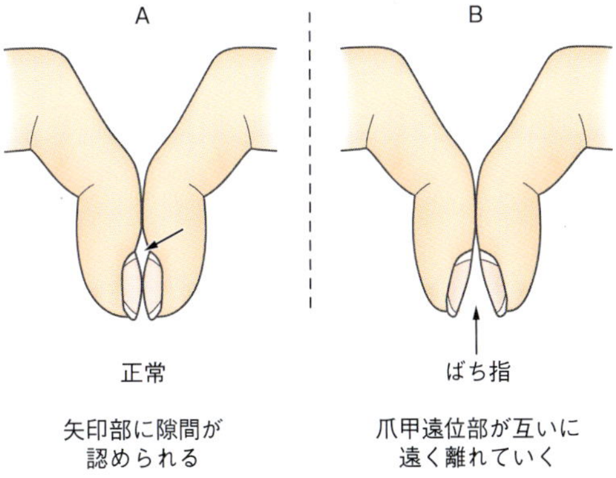

図3 Schamroth徴候

鑑別診断 **肥厚性骨関節症**

- ばち指，関節炎，骨膜下骨増殖を特徴とし，肺癌に伴うことが多い．

ピットフォール **慢性閉塞性肺疾患や喘息では原則的にばち指を認めない．ばち指は足趾にもみられる．**

ワンポイントアドバイス **指先を包むように丸みを帯びた爪をみたらばち指を考え，原疾患を探る．**

指が引っかかって伸びにくいんです……

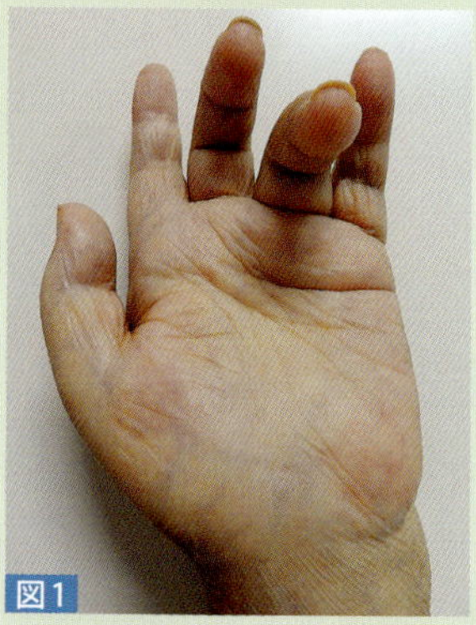
図1

症状 手を握った後に開こうとしても環指が思うように伸びないとのことで受診した60歳の女性．基礎疾患なし．診断は？

所見 環指の中手指節（MP）関節直上に圧痛を認める（図1）．

一発診断 ばね指（屈筋腱狭窄性腱鞘炎）

解説

- 指を曲げ伸ばしする時に指が引っかかるばね現象とMP関節直上に圧痛を認めることからばね指と診断した．
- ばね指は，MP関節直上にある靱帯性腱鞘が手指の繰り返し動作や機械的な摩擦刺激により炎症を起こし，屈筋腱あるいは腱鞘が肥厚することで腱がスムーズに動かなくなるために生じる（図2）．手を酷使する女性の母指，環指，中指にみられることが多い．糖尿病の患者でも多くみられる[1]．
- ばね現象，MP関節の掌側に圧痛を認めるほか，同部に腱鞘の肥厚による小結節を触れることもある．手指の屈伸で同部位にばね現象を触知することもできる．また，手指のこわばりや痛みが放散してPIP関節の痛みを訴えることがある．しだいに可動域が制限され，自動伸展が不可能となる．
- ステロイドの腱鞘内注入が奏効するが[2]，効果が乏しい時は腱鞘切開術を行う．

鑑別診断 **手指関節拘縮**

- 皮膚と腱の肥厚のため屈曲拘縮をきたし，手指を合わせることができないもの．糖尿病患者でみられる（prayer sign）[3]（図3）．

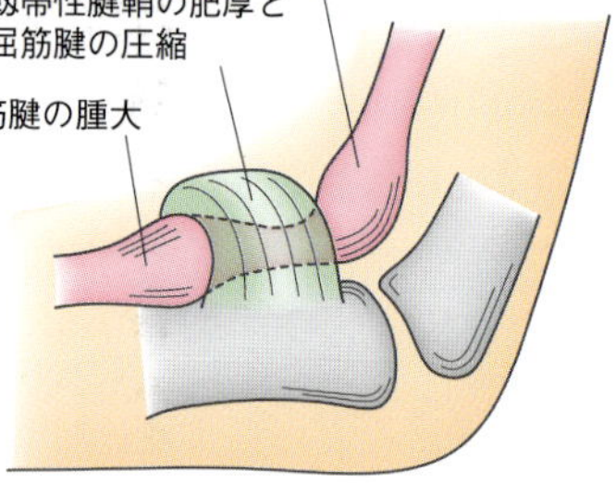

図2 ばね指の発生機序

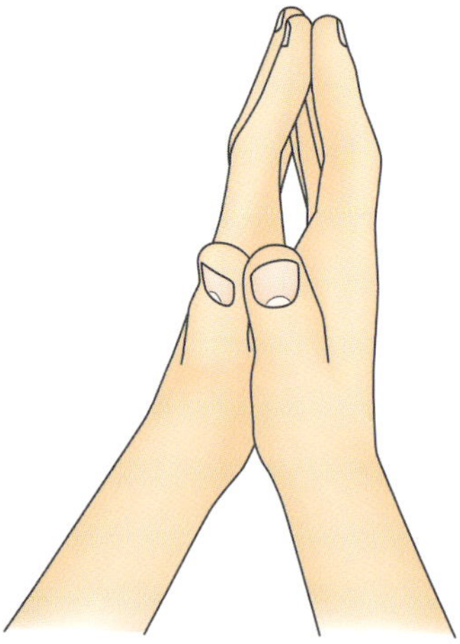
図3 prayer sign

ワンポイントアドバイス **手指の伸展時に引っかかりがあり，MP関節直上に圧痛を伴うのはばね指．**

85 耳朶に溝があるんです……

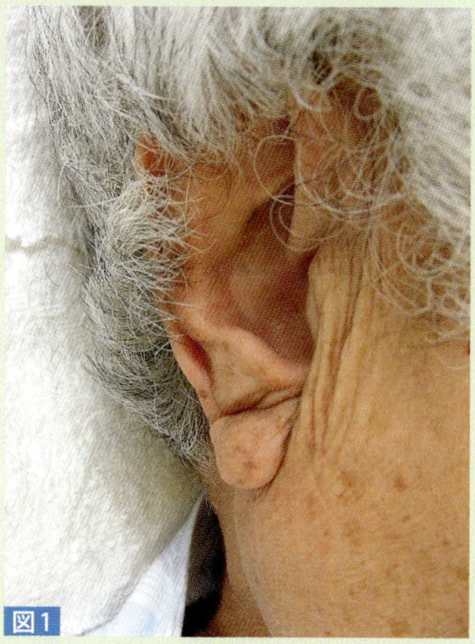
図1

症状 鏡をみたら耳朶に溝があることに気づいて心配になり，診察日にそのことを訴えた高血圧，糖尿病，高脂血症で通院中の70歳の女性．考えられることは？

所見 耳朶に深い皺がみられる（図1）．

一発診断：虚血性心疾患の可能性

解説

- 耳朶（earlobe）にみられる後下方に走る皺（crease）はearlobe creaseと呼ばれ，この所見は虚血性心疾患の診断に役立つ可能性がある．
- ある報告によると，感度51.3%，特異度84.8%，陽性的中率89.4%，陰性的中率41.2%であった[1]．50歳以上の重篤な3枝病変患者の90%に認められたとの報告もある．
- 一方，earlobe creaseは動脈硬化・加齢・肥満とも相関するという報告があり[2, 3]，earlobe creaseによる虚血性心疾患の診断がどこまで有用であるかは不明な点も多い．

ピットフォール **耳とその周囲にできる病変との鑑別が必要となることがある．**

①痛風：痛風結節（耳輪にできる尿酸結晶の塊）

② Ramsay Hunt症候群：耳介に出現する帯状疱疹

③乳様突起炎：乳様突起の圧痛

ワンポイントアドバイス **earlobe creaseをみたら虚血性心疾患の有無を検索する．**

86 肩が痛くて動かせないんです……

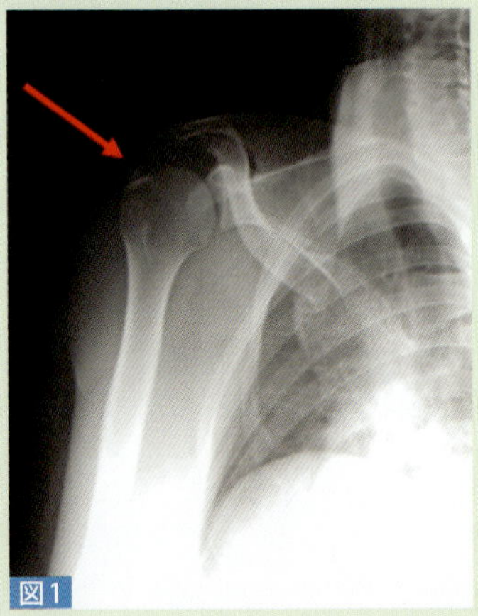
図1

症状 特に誘因なく，突然右肩が痛くなり挙上できなくなった42歳女性．一睡もできず外来を受診した．診断は？

所見 上腕骨大結節部に石灰化を認める（図1，→）．

一発診断 石灰沈着性腱板炎

解説

- 急性発症の肩痛で可動域制限があり，上腕骨大結節部に石灰化を認めることから石灰沈着性腱板炎と診断した．
- 石灰沈着性腱板炎は腱板内にカルシウム塩が沈着して発症する．40～50歳代の女性に多い．誘因なく，突然激しい肩の痛みを訴えて受診し，痛みのために肩と腕をまったく動かそうとしない．夜間に痛みが強くなる．上腕骨大結節部に圧痛を認める．
- 治療は消炎鎮痛薬の内服，局麻入りのステロイド薬を滑液包に注入する．最近シメチジンを内服すると石灰化が縮小・消失するといわれている[1]．

鑑別診断① **肩腱板断裂**

- 外傷でない限り急性発症ではない．安静時痛，運動時痛，夜間痛を認める．棘上筋，棘下筋の萎縮を認めることもある．drop arm test陽性の感度は27％，特異度は88％（図2）[2]．

鑑別診断② **化膿性肩関節炎**

- 熱感・腫脹を認める．

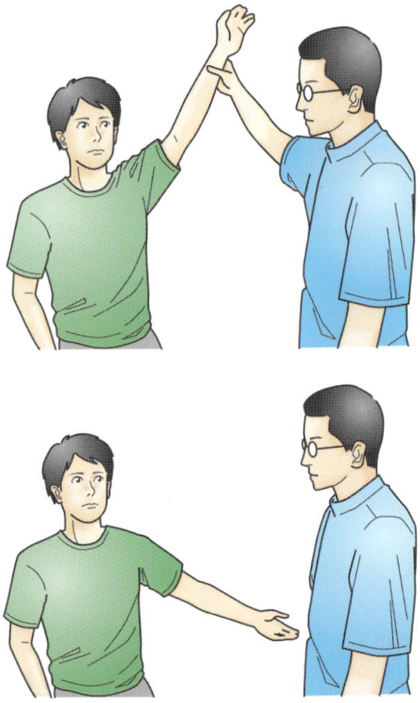
他動的に160°挙上した上肢を検者が支えながら体側に下げていき，90°で支えていた手を離すと上肢を支えきれずに落ちてしまう場合を陽性とする．

図2 drop arm test

ワンポイントアドバイス **突然激しい肩の痛みを訴え，X線写真で石灰化を認めたら石灰沈着性腱板炎．**

87 首が痛いんです……と3歳の男児が

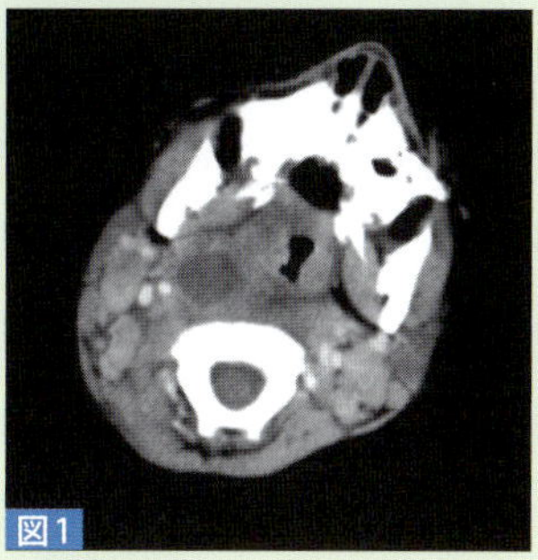

図1

症状 昨日からの発熱，咽頭痛，首の痛みを訴えて受診した3歳の男児．上を向いても右を向いても首を痛がるため，左に首を向けたまま動かそうとしなかった．体温38.0℃，両側扁桃は軽度発赤．軟口蓋に異常なし．頸部リンパ節腫脹あり．白血球30,000/μL，CRP 10 mg/dL．診断は？

所見 追加の身体所見にて，右咽頭後壁が赤く膨隆していた．頸部造影CTで，右咽頭後間隙に内部が低吸収の領域を認めた（図1）．

一発診断　咽後膿瘍

解説

- 幼児にみられる発熱を伴う頸部痛で，頸部の伸展制限，斜頸，咽頭後壁の膨隆がみられたため咽後膿瘍を疑い，頸部造影CTにて確診した．
- 咽後膿瘍は，咽頭後壁と頸椎前面との間の咽頭後間隙にあるリンパ節（咽頭後リンパ節）に膿瘍を形成する疾患である．連鎖球菌，ブドウ球菌，嫌気性菌など複数の菌が原因となることが多い．2～4歳の幼児に好発し，半数の症例で上気道感染が先行する[1]．成人でも，気管内挿管，内視鏡検査が契機となって発症することがある[2]．
- 発熱，咽頭痛，嚥下痛，流涎，発声困難（含み声）を訴え，喘鳴，頸部腫脹，頸部リンパ節腫脹，咽頭後壁に表面平滑で発赤した波動性の膨隆を認める．特徴的な所見は，斜頸，頸部の伸展制限である．気道閉塞のほか，縦隔炎，誤嚥性肺炎，硬膜外膿瘍，壊死性筋膜炎，内頸静脈の血栓性静脈炎を合併することがある．
- 頸部X線側面像を可能な限り頸部を伸展させて吸気時に撮影し，頸椎から咽頭粘膜までの距離が，C_2レベルで7 mm，C_6レベルで14 mm（成人では22 mm）以上に膨隆していれば膿瘍の存在を疑う[1]．頸部造影CTでは，咽頭後間隙に辺縁に造影効果を伴う明瞭な低吸収域を認める．
- 治療は抗菌薬の投与，切開・排膿を行う．上気道閉塞が疑われる場合には速やかに気管内挿管を行う．

鑑別診断① **急性喉頭蓋炎**

- 多くの症状が共通するが，口腔内所見は乏しく，斜頸，頸部の伸展制限はみられない点が異なる．頸部X線側面像で喉頭蓋腫大（thumb print sign），喉頭蓋谷の消失がみられる．

鑑別診断② **扁桃周囲膿瘍**

- 開口制限を伴い，軟口蓋が発赤，腫脹して前方に張り出し，口蓋垂が偏位する点が異なる．

ピットフォール **咽後膿瘍と急性喉頭蓋炎は症状からは鑑別困難なことがあるので[1]，積極的に頸部造影CTを行い，診断する．**

ワンポイントアドバイス **小児の発熱，咽頭痛，斜頸，項部の伸展制限をみたら咽後膿瘍を疑う．**

88 足がしびれて吐き気がするんです……

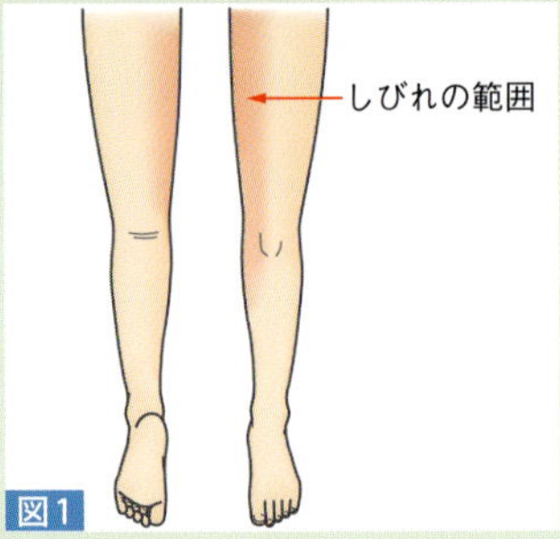

図1

症状 昨日から嘔気・嘔吐があり食事が摂れなくなったと訴えて受診した，胆嚢摘出術の既往があるやせ型の82歳の女性．腹部は膨満しており，左足がしびれると訴えている．診断は？

所見 左大腿内側にしびれを認める（図1）．

一発診断 閉鎖孔ヘルニア

解説

- やせ型の高齢女性が下肢のしびれを訴え，イレウス様の消化器症状も呈していることから，閉鎖孔ヘルニアを疑い腹部CTを撮った．外閉鎖筋と恥骨筋の間に嵌頓した腸管を確認し診断を確定した（図2）[1]．
- 閉鎖孔を通って腹腔内臓器が閉鎖管内へ脱出するのを閉鎖孔ヘルニアといい（表1），右側に多く発症する．閉鎖管を通過する閉鎖神経がヘルニアで圧迫されると大腿内側から膝にかけて痛み・しびれが出現し，これをHowship-Romberg徴候という[2]．大腿を後方に伸展，外転させたり，咳をさせると症状が増強し，大腿を屈曲させると軽減する．閉鎖孔ヘルニアの25～50％でみられるといわれているが[3]，検者が確認していない場合もあり，出現頻度はこれよりも高い可能性がある．

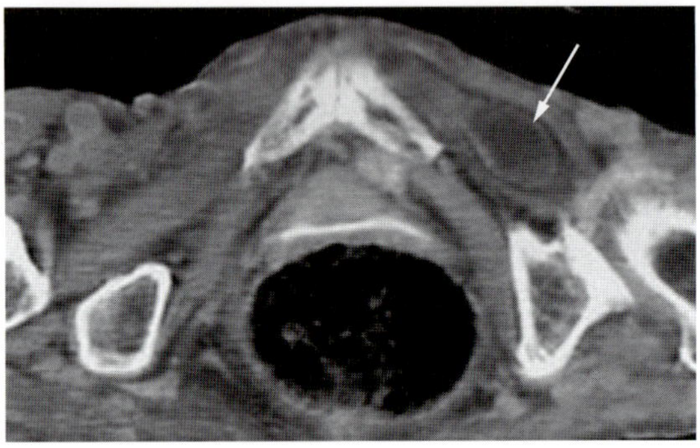
図2 閉鎖孔ヘルニアのCT画像
（文献1より引用）

表1 閉鎖孔ヘルニア診断のためのキーワード

①高齢
②女性
③やせ
④多産
⑤Howship-Romberg徴候

- ちなみに，膝蓋腱反射が正常で内転筋反射（下肢を外旋させ大腿骨下端内側を叩打すると，大腿が内転する）が陰性となる“Hannington-Kiff徴候”は，Howship-Romberg徴候よりも閉鎖孔ヘルニアに特異性が高いが，あまり知られていない[4]．

ピットフォール **不完全な腸閉塞の場合は少量の排便，排ガスがあるため，見逃しに注意する．**

ワンポイントアドバイス **やせた高齢女性のイレウス様症状と大腿内側の痛み・しびれは閉鎖孔ヘルニア．**

89 急にお腹が痛くなったんです……

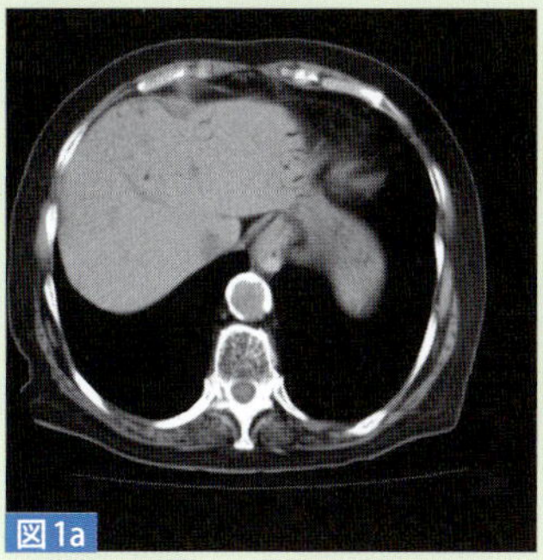

図1a

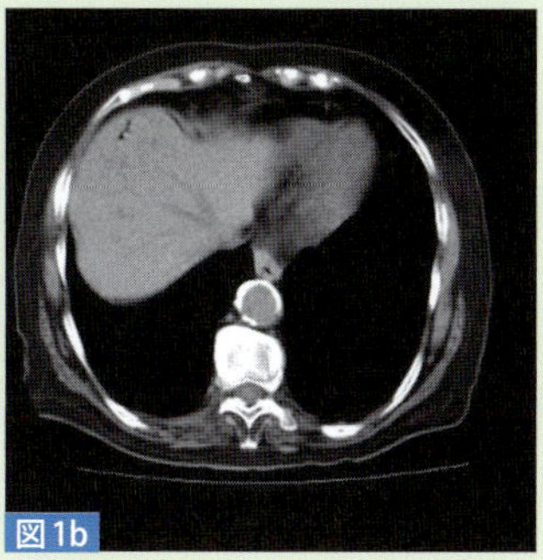

図1b

症状 腹痛後に意識混濁となり救急搬送された83歳の女性．腹部CTの所見，診断は？

所見 肝末梢にガスがみられる（図1）．

一発診断：門脈内ガス血症→腸管壊死の疑い

解説

- 肝末梢にガスを認めていることから門脈内ガス血症と考え，その原因として見逃してはいけない腸管壊死を疑った．
- 門脈内ガスが発生する機序は，①**腸粘膜の損傷**，②**腸管内圧の上昇**，③**ガス産生菌の門脈内への移行**，が考えられている[1]．原因疾患として腸管壊死が75％を占めているため[1]，腹膜刺激症状の有無を確認すべきである．門脈の血流は肝門部から末梢に向かうため，門脈内ガスは肝辺縁から2cm以内まで達し樹枝状のガス像として認められる[2]．
- 本症例は高齢，動脈硬化によると思われる非閉塞性腸間膜虚血症であった．ちなみに，非閉塞性腸間膜虚血症は，激しい腹痛のわりに身体所見が乏しいため[3]，診断には腹部造影CTが必要である．

鑑別診断 **胆道内ガス**

- 内視鏡的乳頭括約筋切開術後などの十二指腸乳頭括約筋不全，結石・炎症の波及により胆道・胆嚢と腸管が交通している時にみられる．
- 胆汁の流れは胆管末梢から肝門部に向かうため，胆道内ガスは肝門部に多くみられ，肝辺縁から2cm以内には達しない（図2）．

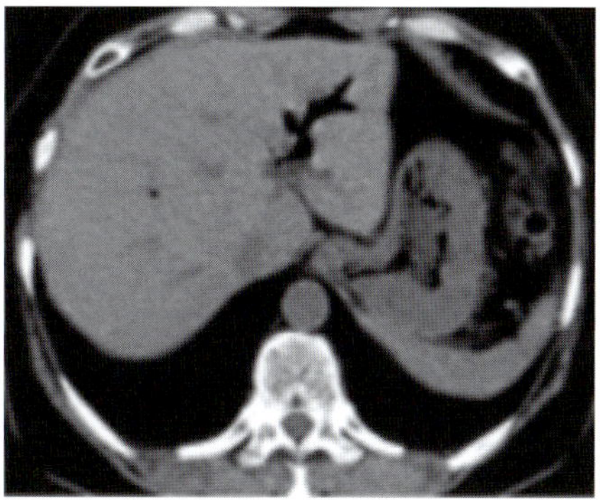

図2 胆道内ガス

ワンポイントアドバイス **肝末梢に樹枝状のガスをみたら腸管壊死を疑う．**

90 血小板の値が低いといわれたんです……

症状 たまたま血液検査をしたところ，血小板が1.6万/μLと低かったため近医から精査目的で紹介となった68歳女性．最近追加になった内服薬はない．診断は？

所見 出血症状はなく，身体診察でも紫斑，点状出血は認めない．

一発診断 偽性血小板減少症

解説

- ヘパリンを用いて採血し直し，再度血小板数を確認したところ正常値であったため，偽性血小板減少症と診断した．
- 体内で血小板の減少を認めないのに，採血管の中で抗凝固薬として使われているEDTAのために血小板が凝集し，凝集した血小板が自動血球計数装置で血小板として認識されず，血小板数が低く算定されるものをEDTA依存性偽性血小板減少症という[1]．
- 本疾患を疑うポイントは表1のとおり．

表1 偽性血小板減少症の診断ポイント

①血小板数が少なくても出血症状がみられない
②末梢血塗抹標本で血小板の凝集がみられる
③測定日により血小板数の変動が大きい（凝集が温度や採血から測定までの時間にも関係するため）

- 末梢血塗抹標本で血小板の凝集を確認し，ヘパリンなどのEDTA以外の抗凝固薬を用いたり，EDTAにカナマイシンを加えたりして採血し，血小板数の増加がみられれば診断確定する．

ワンポイントアドバイス 出血所見がない血小板減少症では，まず偽性血小板減少症を疑う．

91

転んでから肘が痛いんです……

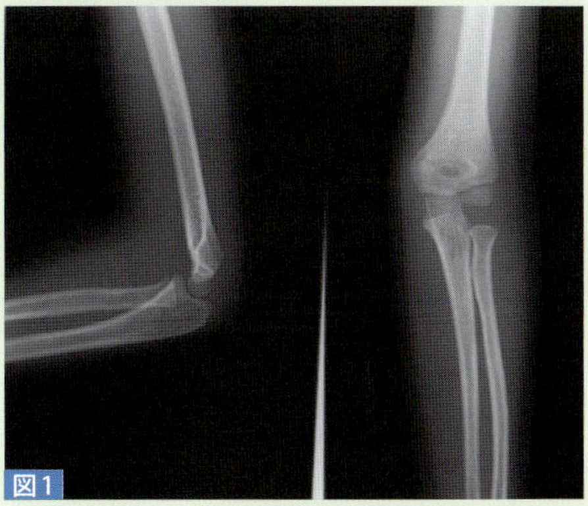
図1

症状 サッカーの試合中に手をついて転倒してから肘が痛いと訴えて受診した6歳男児．肘の内側に圧痛があるが，明らかな腫脹・変形は認めない．診断は？

所見 posterior fat pad signがみられる（図1）．

一発診断：上腕骨顆上骨折

解説

- 肘を伸ばしたまま手をついて転倒したという受傷機転と，X線写真でposterior fat pad signがみられることから，上腕骨顆上骨折と診断した．
- 上腕骨顆上骨折は，3〜10歳，特に5〜7歳の子が肘を伸ばしたまま手をついて転倒した時によくみられる骨折である[1]．X線写真で骨折線がわかりにくいこともあるので，次の所見に注目して診断する．
  - ① posterior fat pad：肘部側面像で，正常では肘頭窩に隠れてみえないはずのposterior fat padがみえる時，血腫の存在が疑われる（図2）．この場合，骨折している可能性（陽性的中率）は76％である[1]．
  - ② anterior humeral line：正常では上腕骨小頭の中央1/3を通るはずの上腕骨前縁の線が，それよりも前方を通っている場合は，骨折が疑われる（図2，図3）．
- 転位の大きい骨折の場合は，Volkmann拘縮を引き起こす循環障害がないか，5つのPを必ず確認し（表1），整形外科医へ適切なタイミングでコンサルトを行う．

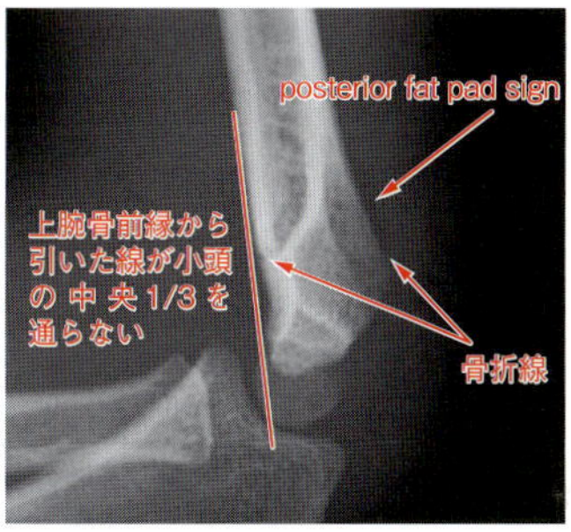

図2　本患者の画像所見

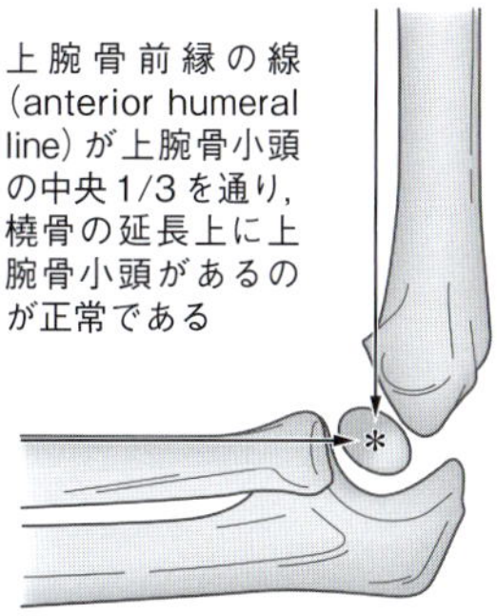

上腕骨前縁の線（anterior humeral line）が上腕骨小頭の中央1/3を通り，橈骨の延長上に上腕骨小頭があるのが正常である
*

図3　肘部X線写真側面像の正常所見

表1　循環障害を疑う5つのP

Pain	骨折部だけでなく，手指まで広がる
Pallor	手指が蒼白
Paralysis	神経麻痺（橈骨神経・正中神経）
Pulselessness	橈骨動脈の拍動が消失
Paresthesia	手指のしびれ

ピットフォール 骨折線がわかりにくい上腕骨顆上骨折もある．

ワンポイントアドバイス：posterior fat pad，anterior humeral lineから上腕骨顆上骨折を疑う．

手首が痛いんです……

症状 肺炎で入院中の86歳の女性．抗菌薬の点滴で解熱していたが，昨日夕方から38℃の発熱がみられるようになった．左手首の痛みを訴えており，発赤・腫脹・熱感がある．診断は？

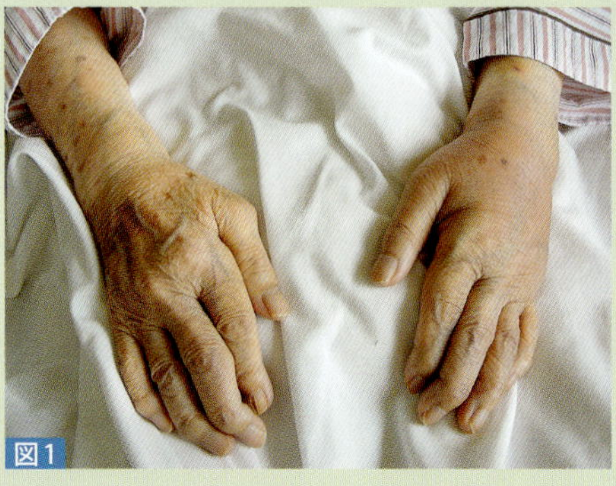

図1

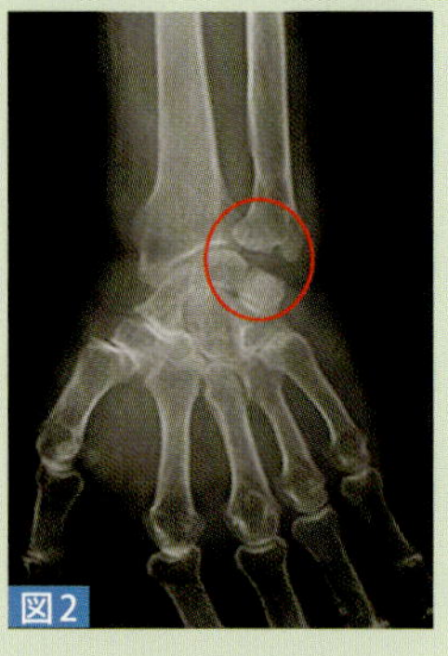

図2

所見 左手関節周囲に発赤・腫脹を認める（図1）．X線写真で骨折の所見はなく，三角靱帯に石灰化を認める（図2）．

一発診断：偽痛風

解説

- 急性単関節炎を発症しており，X線写真で骨折はなく，石灰化を認めたことから偽痛風と診断した．
- 偽痛風はピロリン酸カルシウム（calcium pyrophosphate dihydrate：CPPD）が関節内に析出して起こる結晶誘発性関節炎の1つである．半月板，関節軟骨の石灰化が特徴で，靱帯，腱にも石灰化をきたす．高齢女性に多く，膝・手首・肩に好発し[1, 2]，外傷，手術，肺炎・尿路感染症・心筋梗塞などの重篤な疾患が誘因となる．
- 関節液が貯留している場合は関節穿刺を施行し，CPPDを証明できれば確定するが，実際にはそのようにして診断することはあまり行われていない．日常臨床では，関節に熱感，腫脹があって，X線写真で石灰化を認めたら偽痛風と診断する．
- 治療は，消炎鎮痛薬の内服，ステロイドの関節内注射，少量の経口ステロイドの内服である．

鑑別診断 **急性単関節炎をきたす疾患があげられる[1]．**

①**痛風**（→項目1参照）

②**外傷性関節炎**：外傷の有無を確認する．

③**化膿性関節炎**：関節液中の著明な白血球増加，細菌の有無を確認する．

ピットフォール **X線写真で石灰化がみられない場合や，関節液中に結晶を確認できないこともある．CPPDが証明されても化膿性関節炎のことがあるので[2]，免疫不全の高齢者などでは関節液培養の結果が出るまで抗生物質を使用する．**

ワンポイントアドバイス：**特に誘因なく発熱，膝・手首の腫脹，疼痛がみられたら，偽痛風を疑う．**

93

手足がむくんでるんです……

症状 2週間前から両手首，足首，足趾のむくみ，かゆみがあるため受診した38歳の女性．むくみはあるが関節の痛みはない．胸部聴診，その他の異常なし．診断は？

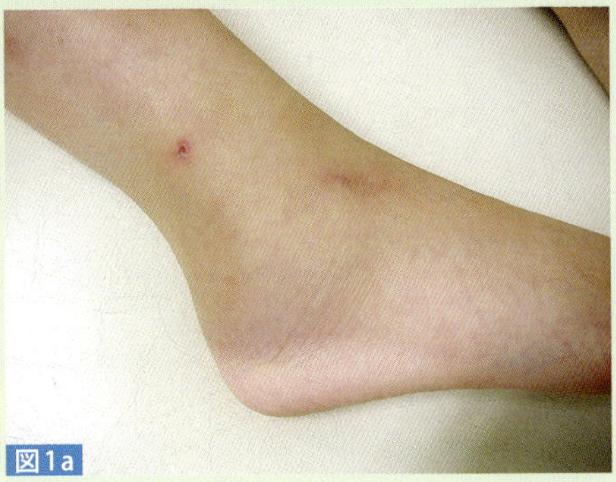

図1a

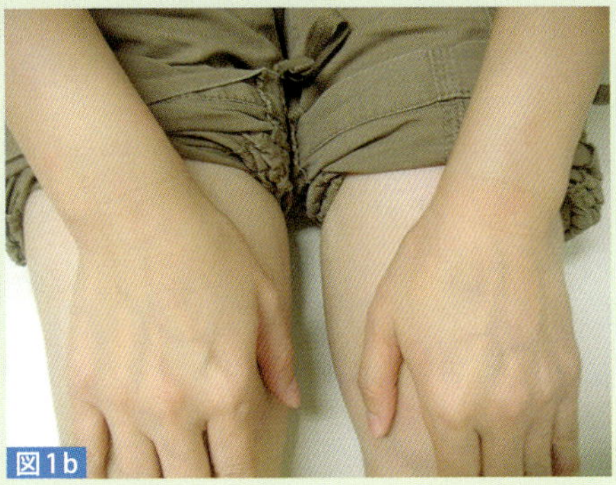

図1b

所見 四肢に非圧痕性の浮腫と同部位に小紅斑を認める（図1）

一発診断 好酸球性血管浮腫（EAE）

解説

- 採血で好酸球増加（白血球16,000/μL，好酸球35%）を認め，四肢末梢の浮腫があることから，好酸球性血管浮腫（episodic angioedema associated with eosinophilia：EAE）と診断した．
- 好酸球性血管浮腫は，20～30歳代の若年女性に好発する四肢末梢の血管浮腫であり，蕁麻疹，痒み，発熱，体重増加も伴う[1)]．末梢血で好酸球増加を伴い，好酸球数は疾患の活動性と相関する．皮膚組織への好酸球浸潤以外は他臓器病変を伴わない[2)]．
- 少量の副腎皮質ステロイド薬が有効だが，数ヶ月で自然寛解する症例も多い[1)]．
- 本邦では再発する例は少なく，non-episodic angioedema associated with eosinophilia（NEAE）のタイプが多い[3)]．

鑑別診断① **好酸球増加症候群（hypereosinophilic syndrome：HES）**

- 皮膚以外に心臓，神経，肺，消化管などの臓器障害がみられる．

鑑別診断② **Churg-Strauss 症候群**

- 小血管の血管炎による臓器障害に好酸球増加，喘息症状を認める．

ピットフォール **関節痛を伴う場合は，リウマチ性疾患との鑑別が必要となることがある．**

ワンポイントアドバイス **若年女性で好酸球増多を伴った四肢末梢のむくみをみたら好酸球性血管浮腫．**

94 食欲がないんです……

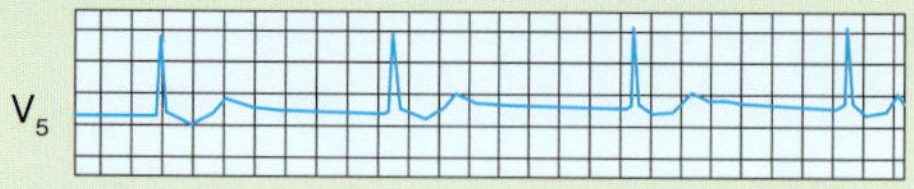

図1

症状 1週間前から食欲がないため受診した，慢性心不全，心房細動，慢性腎臓病で通院中の84歳女性．心拍数40/分，採血でBUN 40mg/dL，Cr 1.6mg/dL，K 2.8mEq/Lであった．診断は？

所見 心電図では，心拍数40回/分の徐脈でP波がなく，QRS幅が正常であることから房室接合部調律と診断した．STの盆状低下がみられる（図1）．

一発診断　ジギタリス中毒

解説

- 食欲低下，心電図所見からジギタリス中毒を疑い，ジゴキシン血中濃度を測定したところ2.2ng/mLと高値を示しており確診した．増悪因子として，高齢，電解質異常（低カリウム血症，低マグネシウム血症，高カルシウム血症），腎不全，呼吸不全，脱水，抗不整脈薬，薬物相互作用などがある．本症例でもおそらく利尿薬によると思われる低カリウム血症があり，これがジギタリス中毒を誘発して食欲不振となり，さらに脱水，腎機能悪化を引き起こして悪循環に陥っていると思われた．
- ジギタリス中毒の症状は表1の2つに分けられる．

表1　ジギタリス中毒の症状

①心臓症状	心室性期外収縮が最もよくみられ[1]，他に洞性徐脈，房室ブロック，房室ブロックを伴う発作性心房頻拍，非発作性房室接合部頻拍，心室性頻拍などあらゆる不整脈がみられる．
②心臓外症状	・消化器症状：食欲不振，嘔気・嘔吐，腹痛，下痢など ・神経症状：倦怠感，不眠，抑うつ，頭痛，めまい，見当識障害，脱力など ・視覚症状：複視，黄視など

- ジギタリスを内服中にみられる心電図変化としてSTの盆状低下，QT短縮があり，ジギタリス効果と呼ばれる．これは通常の薬理効果であり，ジギタリス中毒と関連はない．
- 増悪因子があれば，ジギタリスの効力が増強するため，従来からいわれている0.8～2.0ng/mLの有効血中濃度であっても中毒症状が出現することがある．左室駆出率45％以下の慢性心不全患者の場合，ジゴキシンの至適血中濃度は0.5～0.8ng/mLとされている[2]．
- 治療は，ジギタリスの内服を中止し，電解質異常があれば補正を行う．多形性心室性期外収縮，心室頻拍に対してリドカイン，房室ブロックなどに対してアトロピンを用いることがある．透析でジギタリスを除去することはできない．

ピットフォール **長年問題がなかった投与量でも，加齢による薬物動態の変化，多剤服用による薬物相互作用などにより血中濃度が上昇して薬物中毒に至ることがある．**

ワンポイントアドバイス　ジゴキシンの血中濃度は0.8ng/mL以下で維持する．

95 吐き気がするんです……

症状 昨晩からの発熱，嘔気・嘔吐，食欲不振のため受診した70歳の女性．体温38.5℃，血圧112/70mmHg，心拍数104/回，呼吸数18回，SpO_2 98%．身体所見で大きな異常なし．診断は？

所見 身体所見：CVA叩打痛なし．採血結果：白血球16,800/μL，CRP 22.0mg/dLのほかに異常なし．胸部X線写真：異常なし．尿検査：尿沈渣で赤血球10～20個/HPF，白血球 多数/HPF．

一発診断 急性腎盂腎炎

解説

- 腹痛・下痢のない嘔気・嘔吐をきたす熱性疾患で，尿沈渣で白血球5/HPF以上あることから急性腎盂腎炎と診断した．
- 腎盂腎炎は細菌の上行性感染による腎盂・腎杯および腎実質の炎症である．原因菌として大腸菌，クレブシエラ，プロテウス，エンテロバクターなどが多い．
- 37.8℃以上の発熱，側腹部痛，腹痛を認める．排尿時痛，頻尿，排尿困難などの下部尿路症状を伴うこともあるが，伴わないこともある[1)]．高齢者では30%でしか発熱は認めず，20%は過換気などの呼吸器症状，嘔気・嘔吐などの消化器症状が前面に出る[2)]．炎症による後腹膜刺激症状として嘔気・嘔吐が起こる．
- 尿沈渣で白血球5/HPF以上であれば尿路感染症が疑われる（感度72～95％・特異度48～82%）[2)]．尿路感染症の診断におけるCVA叩打痛の陽性尤度比は1.7，陰性尤度比は0.9と言われているが，腎盂腎炎の診断におけるCVA叩打痛の有用性についての研究は行われていない．CVA叩打痛の有無は参考程度と考えた方がよい[3)]．
- 抗菌薬による治療を開始しても解熱するまで2～3日かかる．なおも症状の改善が乏しい場合は尿路の閉塞機転や膿瘍の形成を考え精査する．

鑑別診断 **骨盤内炎症性疾患**

- 発熱，腹痛，排尿困難など尿路感染症と同様の症状がみられるが，膿尿はみられない．帯下の増加，子宮からの出血，性交痛，内診で子宮および子宮付属器の圧痛，直腸診でダグラス窩の圧痛がある．

ピットフォール① **嘔気・嘔吐を単に急性胃腸炎と考えないこと．後腹膜の炎症でも嘔気・嘔吐は起こりうる．**

ピットフォール② **CVA叩打痛は，Fitz-Hugh-Curtis症候群，憩室炎など肝皮膜や腹腔内臓器の炎症でも認めることがある．**

ワンポイントアドバイス **高齢者で最も多い細菌感染症は尿路感染症．呼吸器症状がない発熱では常に尿路感染症を疑う．**

96 腰が痛いんです……と10歳代の男性が

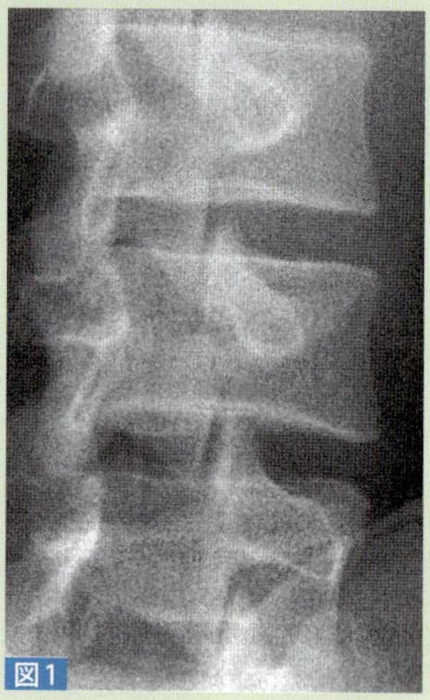

図1

(文献1より引用)

症状 1ヶ月ほど前から腰が痛いと訴えて受診した14歳の男性．バレーボール部に所属しており，運動時に痛みは悪化する．診断は？

所見 第4腰椎の関節突起間部で骨の連続性が途絶えている（図1）．

一発診断 腰椎分離症

解説

- 運動をする10歳代の腰痛で，X線写真で特徴的な所見である関節突起間部の断裂がみられたため腰椎分離症と診断した．
- 脊椎分離症は，脊椎の上関節突起と下関節突起の間である関節突起間部が断裂する疲労骨折のひとつである．水泳，バレーボール，体操など腰部の（過）伸展と回旋動作を繰り返すスポーツが原因となりやすい．思春期に多く，第4腰椎と第5腰椎に起こりやすい．一般人の発生頻度は6%だが，スポーツ選手の腰痛の原因としては約50%を占める[2]．
- 腰仙骨部の圧痛を認める．腰痛は安静で軽快し，痛みは背中をそらす動作（過伸展させる）や腰を回転させると増強し[2, 3]，臀部や大腿後面に放散することもある（**片脚立ち腰椎伸展テスト：stork test**）（図2）[4]．
- 確定診断には腰椎X線斜位像が有用で，関節突起間部の骨欠損が首輪をしている犬にみえる（"スコッチテリアの首輪"）．新鮮分離かどうかの判断にはCT，MRIが必要となる．

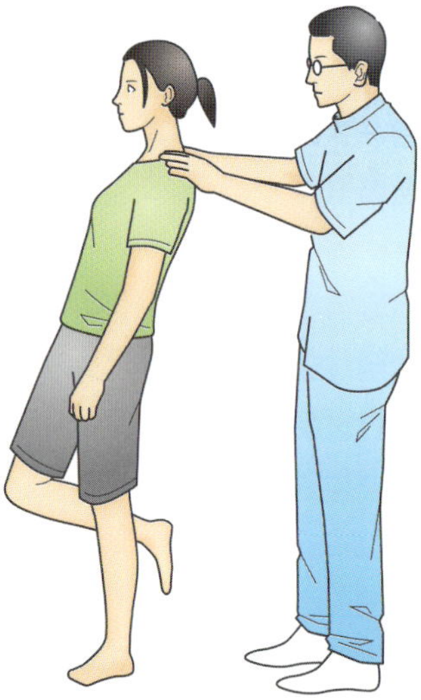

片脚で立ち，腰椎を過伸展させると痛みが再現される．

図2 片脚立ち腰椎伸展テスト

- 新鮮分離の場合は，運動の休止，消炎鎮痛薬の内服，コルセット治療を積極的に行う．

ピットフォール **分離していても必ずしも腰痛の原因となるわけではない．腰椎すべり症に進行していく症例が15%でみられ（腰椎分離すべり症），腰部脊柱管狭窄症の原因となる**[3]**．**

ワンポイントアドバイス **思春期の腰痛では，部活動の状況を聞き取り，どういう動作で痛みが生じるかを確認する．**

97 腰が痛いんです……と中年女性が

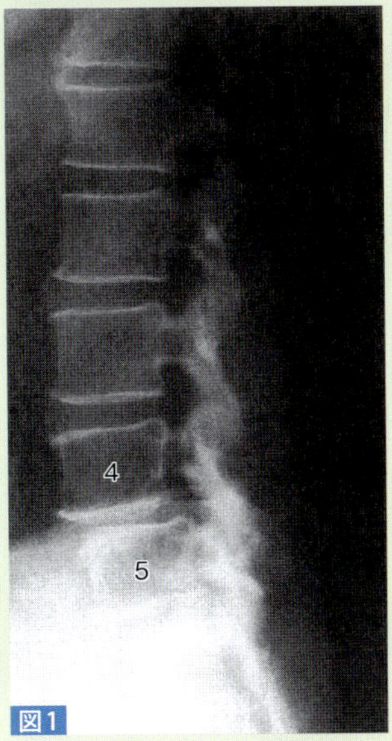

図1 （文献1より引用）

症状 2週間前から腰が痛いため受診した56歳の女性．痛みは安静で軽快し，体動で悪化する．足のしびれはない．診断は？

所見 第4腰椎が前方に移動している（図1）．

一発診断 腰椎（変性）すべり症

解説

- 腰椎側面X線写真で，第4・第5腰椎が前後にずれているため腰椎すべり症と診断した．
- 腰椎すべり症は，下位椎体に対して上位椎体が前後どちらかの方向へずれる病態で，成人の腰痛の原因の2%を占める[2)]．このうち，椎間板・椎間関節の加齢変化により生じる場合を腰椎変性すべり症といい，第4腰椎の前方すべりが最も多く，中年女性に生じやすい[3)]．下位椎体に対して上位椎体が前後どちらにずれているかで表現するため，この症例は第5腰椎が後方に移動しているわけではない．
- 体動で悪化，安静で軽快する反復性の腰痛が最も多い症状である[4)]．間欠性跛行，腰下肢痛，筋力低下，感覚障害，膀胱直腸障害などの2次的な脊柱管狭窄に伴う症状を42～82%で認める[4)]．
- 保存的治療を行い，効果がなければ手術を行う．

鑑別診断 **腰椎分離すべり症**

- 椎間関節突起間部の分離を伴うすべり症．第5腰椎に多い．

ピットフォール **すべりがあっても無症状のことも多い．**

ワンポイントアドバイス **腰椎X線写真で下位椎体に対して上位椎体のずれがみられたら，腰椎すべり症．**

98 首が痛いんです……

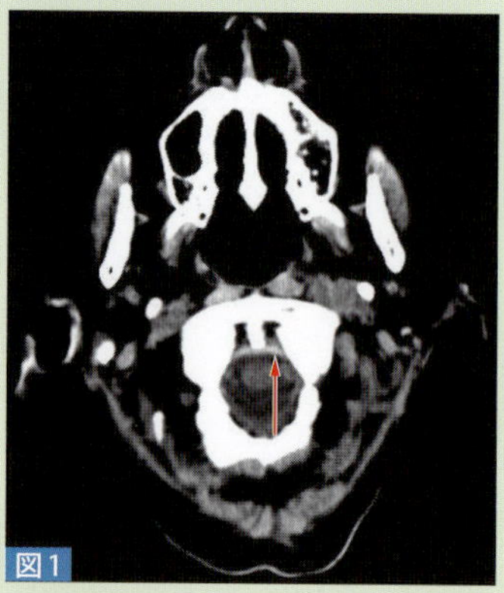
図1

症状 数日前からの頸部痛と38℃の発熱を訴えて受診した84歳の女性．痛みのために首を回すことができない．嘔気・嘔吐なし．白血球12,000/μL（好中球80%），CRP 5.6mg/dLであった．診断は？

所見 歯突起後方の靭帯に石灰化を認める（図1，→）．

一発診断 crowned dens syndrome（CDS）

解説

- 炎症所見を伴う高齢者の急性発症の頸部痛で，頸部CTで環椎横靭帯の石灰化がみられることから環軸関節に起こる偽痛風，CDSと診断した．
- CDSは，軸椎歯突起周囲の靭帯（環椎横靭帯）にピロリン酸カルシウムが沈着して石灰化を生じ，急性の頸部痛をきたすものをいう．高齢者，特に女性に多くみられ，他の部位に偽痛風発作の既往歴があることが多い[1]．
- 発熱，後頭部から頸部にかけての疼痛，頸椎の回旋制限が3徴で，しばしば頸部の伸展制限も伴う．急性発症し，症状は数日ないし数週間持続する．再発を繰り返すこともある．検査所見では白血球増加，赤沈亢進，CRP陽性などの炎症所見がみられる．頸部CTで環椎横靭帯の石灰化があれば確診する．
- 治療は消炎鎮痛薬が有効で，亜急性の経過や発作を繰り返す場合はコルヒチン，ステロイドを用いる．

鑑別診断 **炎症所見を伴う高齢者の頸部痛が鑑別にあがる[2]．**

- **リウマチ性多発筋痛症**：CDSでは上肢の疼痛を訴えることはあるが，殿部から大腿部の疼痛はみられない．
- **側頭動脈炎**：CDSでは下顎部の疼痛を訴えることはあるが，側頭動脈の圧痛，視力障害はみられない．側頭動脈の生検を行う．
- **髄膜炎**：髄液検査にて確定する．
- **脊椎炎**：MRIで椎間板を中心に上下の椎体終板に病的信号変化を認める．
- **癌の転移**：X線写真で椎弓根の破壊や溶骨性，造骨性の骨変化がみられる．

ピットフォール **環椎横靭帯に石灰化があっても症状が出るとは限らない．**

ワンポイントアドバイス **高齢者で発熱，頸部痛，頸椎の回旋制限および炎症反応の上昇を認めたらCDSを疑う．**

99 肝臓の数値が高いんです……

症状 健診でAST 20IU/L，ALT 25IU/L，LDH 150IU/L，ALP 500IU/L，γ-GTP 200IU/Lの肝機能障害を指摘され受診した56歳の女性．飲酒歴なし，輸血歴なし，内服薬なし．診断は？

所見 追加の採血結果はHBs抗原陰性，HCV抗体陰性であった．

一発診断：原発性胆汁性肝硬変（PBC）

解説

- 中年女性にみられた胆道系酵素のみ上昇した肝機能障害で，肝機能障害をきたす内服薬がなく，肝炎ウイルスマーカーが陰性であることから原発性胆汁性肝硬変（primary biliary cirrhosis：PBC）を疑い，抗ミトコンドリア抗体（AMA）を測定したところ陽性であったため，PBCと診断した．
- PBCは慢性進行性の胆汁うっ滞性肝疾患で自己免疫疾患の1つである．95％の症例が女性である．50～60％は診断時に症状を認めない（無症候性PBC）．病態が進行すると倦怠感，掻痒感，皮膚の色素沈着，右上腹部の不快感，体重減少を認め，黄疸は遅れて出現する[1, 2]．
- 表1のうち2つ以上を満たせば診断できる[1]．
- AST，ALTは正常もしくは軽度上昇にとどまり，正常の5倍以上に上昇することはまれである[1]．総コレステロール，IgMの上昇もみられる．

表1 PBCの診断基準

① ALP，γ-GTPなどの胆汁うっ滞を疑わせる検査値異常
②抗ミトコンドリア抗体陽性：特異性が高い（感度95％・特異度98％）
③病理組織学的に非化膿性破壊性胆管炎および小葉間胆管の破壊を認める

- 画像検査で閉塞性黄疸などを除外し，肝生検により確定診断・病期診断する．特にASTが正常の5倍以上もしくはAMA陰性の時に施行する[1]．抗核抗体が陽性（70％）の場合は，自己免疫性肝炎の合併，急速な進行，さらなる予後不良を意味する．また，骨粗鬆症，シェーグレン症候群，関節リウマチ，慢性甲状腺炎を合併しやすい．
- ウルソデオキシコール酸（UDCA）を第一選択薬として用いて進行を抑える．効果が乏しい場合はベザフィブラートを併用する．掻痒感に対してコレスチラミンを用いる．自己免疫性肝炎の合併が疑われる場合はステロイドを併用する．

鑑別診断① **薬剤性肝機能障害**

- 内服薬の確認．

鑑別診断② **ウイルス性肝炎**

- 肝炎ウイルスマーカーの確認．

ピットフォール **20歳以上のPBC患者は無症候性を含めると人口100万対600人と推計されており，比較的よく遭遇するはずの疾患である[3]．**

ワンポイントアドバイス **ALP・γ-GTPなどの胆道系酵素のみが上昇し，肝炎ウイルスマーカーが陰性ならばPBCを疑う．**

100 足を引きずって歩くんです……

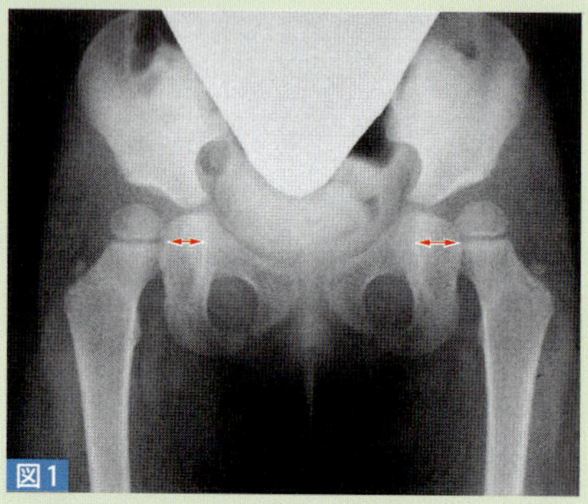
図1

(文献1より引用)

症状 今朝から急に左股関節，大腿部の痛みが出現し，左足の跛行状態で受診した6歳の男児．1週間前に感冒症状があった．発熱はなく，局所の腫脹もない．診断は？

所見 左股関節に関節液の貯留を示唆する関節裂隙の開大を認める（図1）．

一発診断：単純性股関節炎

解説

- 小児に急性発症した股関節痛で，全身症状，局所所見を認めず，先行感染があることから，単純性股関節炎と診断した．
- 単純性股関節炎は，股関節に生じる一過性の滑膜炎で，骨自体には異常をきたさない．小児の股関節痛の原因の中で最も多い．3～10歳の男児に多くみられ，32～50%の患者で感冒などの上気道感染が先行する[2, 3]．アレルギー，外傷も誘因となるが，病因ははっきりわかっていない．
- 股関節痛が1～3日で出現し，跛行，歩行困難を認める．大腿，膝にかけての痛みを訴えることもある．股関節の可動域，特に内転が制限されるため，患肢は外転・外旋位をとり[2]，股関節を屈曲・内転させると痛みのため外転してしまうflexion-adduction testが陽性である[4]（図2）．熱はないか，あっても軽度で，局所の熱感・発赤はない．

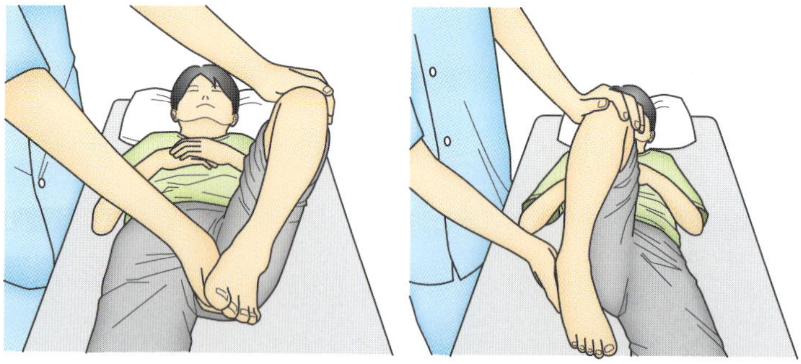
flexion-adduction test 陽性　　健側．flexion-adduction test 陰性

図2 左単純性股関節炎

- X線写真で骨陰影に異常はみられないが，股関節に関節液が貯留するため，内側関節の裂隙の拡大，骨頭の軽度側方化，腸腰筋が押されるpsoas signがみられる．血液検査で炎症反応は認めないか，あっても軽度である．
- 予後は良好である．安静，免荷，消炎鎮痛薬で対症療法を行い，7～10日間で改善する[2]．もし改善がなければ，化膿性股関節炎，ペルテス病を疑って採血，X線写真を再撮影する．

鑑別診断① **化膿性股関節炎**

- 乳児期に多くみられる．局所の熱感，発赤，腫脹を認める．股関節の全可動域で痛みがあるため，患肢をじっと動かそうとしない．また，おむつ交換など他動的に股関節を動かすと痛がって泣くことが多い．38.5℃以上の発熱，白血球12,000/μL以上，赤沈40mm/時以上，CRP2.0mg/dL以上，荷重不可能，の5項目のうち，3項目該当すれば陽性的中率は83%，4項目で93%，5項目で98%となる[5]．

鑑別診断② **ペルテス病**

- 大腿骨近位骨端部に生じる阻血性壊死．股関節痛，跛行を訴える．病初期ではX線写真正面像で骨所見がはっきりしないことがあるため，必ず側面像を撮影し，骨硬化，骨頭の扁平化などを確認する．

ピットフォール **小児の股関節疾患では，必ずしも股関節痛を訴えず，大腿部痛や膝痛のことがある．**

ワンポイントアドバイス **感冒後に股関節痛を訴え，跛行，歩行困難になった場合は単純性股関節炎を疑う．**

MEMO

◉参考文献

1　病歴で一発診断

1 1) Siva C et al : Diagnosing acute monoarthritis in adults : a practical approach for the family physician. Am Fam Physician 68 : 83-90, 2003
2) Wallace SL et al : Preliminary criteria for the classification of the acute arthritis of primary gout. Arthritis Rheum 20 : 895-900, 1977
3) Urano W et al : The inflammatory process in the mechanism of decreased serum uric acid concentrations during acute gouty arthritis. J Rheumatol 29 : 1950-1953, 2002

2 1) Macias CG et al : A comparison of supination/flexion to hyperpronation in the reduction of radial head subluxations. Pediatrics 102 : e10, 1998

3 1) Detsk ME et al : Does this patient with headache have a migraine or need neuroimaging ? JAMA 296 : 1274-1283, 2006
2) Kaniecki RG : Migraine and tension-type headache : an assessment of challenges in diagnosis. Neurology 58 : S15-S20, 2002
3) Pryse-Phillips WE et al : Guidelines for the diagnosis and management of migraine in clinical practice. Can Med Assoc. J 156 : 1273-1287, 1997

4 1) Mazzone MF et al : Common conditions of the achilles tendon. Am Fam Physician 65 : 1805-1810, 2002

5 1) Nyman MA et al : Management of urinary retention : rapid versus gradual decompression and risk of complications. Mayo Clin Proc 72 : 951-956, 1997

6 1) Sánchez-Guerrero IM et al : Scombroid fish poisoning : A potentially life-threatening allergic-like reaction. J Allergy Clin Immunol 100 : 433-434, 1997
2) Perkins RA et al : Poisoning, envenomation, and trauma from marine creatures. Am Fam Physician 69 : 885-894, 2004
3) Blakesley ML : Scombroid poisoning : Prompt resolution of symptoms with cimetidine. Ann Emerg Med 12 : 104-106, 1983

7 1) Sreenarasimhaiah J : Diagnosis and management of ischemic colitis. Curr Gastroenterol Rep 7 : 421-426, 2005
2) Rome J : Etiology of lower gastrointestinal bleeding in adults. UpToDate ver.18.3
3) Green BT et al : Ischemic colitis : a clinical review. Southern Med J 98 : 217-222, 2005

8 1) Gumbiner CH : Precordial catch syndrome. Southern Medical Journal 96 : 38-41, 2003
2) Robert LG et al : Approach to chest pain in children. UpToDate ver.18.2

9 1) 市川光太郎：ERの小児─咽頭の白苔がないのに溶連菌感染症ってことはあるの？　シービーアール，54-58，2010
2) Choby BA : Diagnosis and management of streptococcal pharyngitis. Am Fam Physician 79 : 383-390, 2009
3) Ebell MH et al : The rational clinical examination. Does this patient have strep throat? JAMA 284 : 2912-2918, 2000
4) 横井　徹：溶連菌感染後には必ず尿検査をする必要があるのか？　治療 8 (増刊号) : 581-582, 2006

10 1) 笠井耳鼻咽喉科クリニックホームページ：鼻漏，後鼻漏 http://www.linkclub.or.jp/~entkasai/birou.html
2) Irwin RS et al : Diagnosis and management of cough executive summary : ACCP Evidence-Based Clinical Practice Guidelines. Chest 129 : 1S-23S, 2006
3) Silvestri RC et al : Evaluation of subacute and chronic cough in adults. UpToDate ver.18.2
4) Holmes RL et al : Evaluation of the patient with chronic cough. Am Fam Physician 69 : 2159-2166, 2004
5) 中川紘明 ほか：実践！ 地域医療 第2回 咳が出るんです…．臨床研修プラクティス 6 : 110-116, 2009

11 1) Proulx AM et al : Costochondritis : diagnosis and treatment. Am Fam Physician 80 : 617-620, 2009
2) Wise CM : Clinical evaluation of musculoskeletal chest pain. UpToDate ver.18.2
3) Marcus GM et al : The utility of gestures in patients with chest discomfort. Am J Med 120 : 83-89, 2007

12 1) Miller TH et al : Evaluation of syncope. Am Fam Physician 72 : 1492-1500, 2005
2) Grubb BP : Neurocardiogenic syncope. N Engl J Med 352 : 1004-1010, 2005
3) Linzer M et al : Diagnosing syncope : part 1 : value of history, physical examination, and electrocardiography. The clinical efficacy assessment project of the American college of physicians. Ann Intern Med 126 : 989-996, 1997

13 1) Zahid HB et al : Trigeminal neuralgia. UpToDate ver.18.2
2) Krafft RM : Trigeminal neuralgia. Am Fam Physician 77 : 1291-1296, 2008

14 1) 狩野葉子：紫斑型薬疹と紫斑病．皮膚科診療プラクティス 19　薬疹を極める．文光堂，177-180，2006
2) 寺木祐一：紫斑型薬疹．薬疹のすべて．南江堂，203-206，2008

15 1) Uemura N et al : Clinical features of benign convulsion with mild gastroenteritis. Brain and Development 24 : 745-749, 2002
2) Verrotti A et al : A febrile benign convulsions with mild gastroenteritis : a new entity? Acta Neurol Scand 120 : 73-79, 2009

16 1) 石丸裕康：感染症診療に役立つ身体所見．臨床研修プラクティス 3 : 36-50, 2006

2) Peter HH et al：Acute sinusitis and rhinosinusitis in adults. UpToDate ver. 18.2
3) Scheid DC et al：Acute bacterial rhinosinusitis in adults：part I. evaluation. Am Fam Physician 70：1685-1692, 2004
4) Rosenfeld RM et al：Clinical practice guideline：adult sinusitis. Otolaryngol Head Neck Surg 137：S1-31, 2007

17 1) Smaga S：Tremor. Am Fam Physician 68：1545-1552, 2003
2) Daniel T：Overview of tremor. UpToDate ver.18.2
3) Kelsberg G et al：Differential diagnosis of tremor. Am Fam Physician 77：1305-1306, 2008

18 1) Johnston MV：Febrile seizures. Nelson textbook of pediatrics. 18th ed, Saunders, Philadelphia, 2457-2458, 2007
2) Millar JS：Evaluation and treatment of the child with febrile seizure. Am Fam Physician 73：1761-1766, 2006
3) Sadleir LG, Scheffer IE：Febrile seizures. BMJ 334：307-311, 2007

19 1) Waza K et al：Symptoms associated with parvovirus B19 infection in adults：A Pilot Study. Intern Med 46：1975-1978, 2007
2) Jordan JA：Clinical manifestations and pathogenesis of human parvovirus B19 infection. UpToDate ver.18.2
3) Young NS et al：Parvovirus B19. N Engl J Med 350：586-597, 2004

20 1) Pontari M：Chronic prostatitis/chronic pelvic pain syndrome. UpToDate ver.18.3
2) Anothaisintawee T et al：Management of chronic prostatitis/chronic pelvic pain syndrome：a systematic review and network meta-analysis. JAMA 305：78-86, 2011
3) Wenninger K et al：Sickness impact of chronic nonbacterial prostatitis and its correlates. J Uro 155：965-968, 1996
4) Sharp VJ et al：Prostatitis：diagnosis and treatment. Am Fam Physician 82：397-406, 2010

21 1) Selius BA et al：Urinary retention in adults:diagnosis and initial management. Am Fam Physician 77：643-650, 2008
2) McNeil SA：Spontaneous versus precipitated AUR：the same? World J Urol 24：354-359, 2006
3) 荒木麻由香 ほか：副作用として「排尿障害」が報告されている薬剤．薬局 57：3119-3129, 2006

22 1) Tack J et al：Functional gastroduodenal disorders. Gastroenterology 130：1466-1479, 2006
2) Chitkara DK et al：Aerophagia in adults：a comparison with functional dyspepsia. Aliment Pharmacol Ther 22：855-858, 2005
3) Abraczinskas D et al：Intestinal gas and bloating. UpToDate ver.18.3

23 1) 宮崎千明：発疹性ウイルス感染症．小児科学（第10版）．文光堂，568-574，2011
2) 日野利治：初めての熱．外来小児科 11：96-97, 2008

24 1) Luciano GL et al：Postprandial hypotension. Am J Med 123：218e1-6, 2010
2) Horacio K et al：Mechanisms, causes, and evaluation of orthostatic and postprandial hypotension. UpToDate ver.18.3
3) Jansen RW et al：Postprandial hypotension in elderly patients with unexplained syncope. Arch of Intern Med 155：945-952, 1995

25 1) Hirose G：Drug induced Parkinsonism：a review. J Neurol 253：Ⅲ 22-24, 2006
2) Chabolla DR et al：Drug-induced Parkinsonism as a risk factor for Parkinson' s disease. A historical cohort study in Olmsted County, Minesota. Mayo Clin Proc 73：724-727, 1998

26 1) 加地正英：流行性胸膜痛（Bornholm病）．別冊日本臨牀 24：147-148，1999
2) Modin JF：Clinical manifestations and diagnosis of enterovirus infections. UpToDate ver.18.3
3) 西野康生：流行性筋痛症．別冊日本臨牀 36：467-472，2001

27 1) 日本アレルギー協会：プライマリケア版 蕁麻疹・血管性浮腫の治療ガイドライン．2007
2) Gollapudi RR et al：Aspirin sensitivity：implications for patients with coronary artery disease. JAMA 292：3017-3023, 2004
3) Clifton OB：An overview of angioedema：Clinical features, diagnosis, and management. UpToDate ver.18.3

28 1) Parnes LS et al：Diagnosis and management of benign paroxysmal positional vertigo (BPPV). CMAJ 169：681-693, 2003
2) Furman JM et al：Benign paroxysmal positional vertigo. N Eng J Med 341：1590-1596, 1999
3) Bhattacharyya N et al：Clinical practice guideline：benign paroxysmal positional vertigo. Otolaryngol Head Neck Surg 139：S47-81, 2008
4) von Brevern M et al：Short-term efficacy of Epley's manoeuvre：a double-blind randomised trial. J Neurol Neurosurg Psychiatry 77：980-982, 2006

29 1) Bachmann GA et al：Diagnosis and treatment of atrophic vaginitis. Am Fam Physician 61：3090-3096, 2000
2) Bachmann G et al：Clinical manifestations and diagnosis of vaginal atrophy. UpToDate ver.18.2
3) Weiss BD：Diagnostic evaluation of urinary incontinence in geriatric patients. Am Fam Physician 57：2657-2684, 1998

30 1) 笠井耳鼻咽喉科クリニックホームページ：鼻漏，後鼻漏 http://www.linkclub.or.jp/~entkasai/birou.html
2) Irwin RS：Diagnosis of wheezing illness other than asthma in adults. UpToDate ver.18.1

3) Holmes RL et al：Evaluation of the patient with chronic cough. Am Fam Physician 69：2159-2166, 2004
31 1) Katon W et al：Panic disorder：epidemiology, clinical manifestations, and diagnosis. UpToDate ver.18.3
2) Stein MB et al：Development of a brief diagnostic screen for panic disorder in primary care. Psychosom Med 61：359-364, 1999
32 1) Katz JN et al：Clinical Practice. Lumbar spinal stenosis. N Eng J Med 358：818-825, 2008
2) Kinkade S：Evaluation and treatment of acute low back pain. Am Fam Physician 75：1181-1188, 2007

2 身体所見で一発診断

33 1) Johnston CR et al：The Hoover's sign of pulmonary disease：molecular basis and clinical relevance. Clinical and Molecular Allergy 6：8, 2008
2) Hoover CF：The diagnostic significance of inspiratory movements of the rib costal margins. Am J Med Sci 159：633-646, 1920
3) Garcia-Pachon E：Paradoxical movement of the lateral rib margin (Hoover sign) for detecting obstructive airway disease. Chest 122：651-655, 2002
34 1) Henry JA et al：Assessment of hypoproteinaemic oedema：a simple physical sign. Br Med J 1：890-891, 1978
35 1) Aldridge T：Diagnosing heel pain in adults. Am Fam Physician 70：332-338, 2004
2) 高倉義典：足関節と足趾．標準整形外科学（第8版）．医学書院，565-582，2002
36 1) Guarino JR：Auscultatory percussion of the head. Br Med J 284：1075-1077, 1982
37 1) Borgerding LJ et al：Use of the patellar-pubic percussion test in the diagnosis and management of a patient with a non-displaced hip fracture. The Journal of Manual & Manipulative Therapy 15：78-84, 2007
2) Tiru M et al：Use of percussion as a screening tool in the diagnosis of occult hip fractures. Singapore Med J 43：467-469, 2002
38 1) Anderson BC：Meralgia paresthetica (lateral femoral cutaneous nerve entrapment). UpToDate ver.17.3
2) Morelli V et al：Groin injuries and groin pain in athletes：part 1. Prim Care Clin Office Pract 32：163-183, 2005
3) Grossman MG et al：Meralgia paresthetica：diagnosis and treatment. J Am Acad Orthop Surg 9：336-344, 2001
4) Williams PH et al：Management of meralgia paresthetica. J Neurosurg 74：76-80, 1991
39 1) Dawson DM：Entrapment neuropathies of the upper extremities. N Eng J Med 329：2013-2018, 1993
2) Novak CB et al：Provocative testing for cubital tunnel syndrome. J Hand Surg Am 19：817-820, 1994
3) Cutts S：Cubital tunnel syndrome. Postgrad Med J 83：28-31, 2007
40 1) Wilson JJ et al：Common overuse tendon problems：a review and recommendations for treatment. Am Fam Physician 72：811-818, 2005
2) Johnson GW et al：Treatment of lateral epicondylitis. Am Fam Physician 76：843-850, 2007
41 1) Freeman R：Neurogenic orthostatic hypotension. NEJM 358：615-624, 2008
2) Horacio K et al：Treatment of orthostatic and postprandial hypotension. UpToDate ver.18.3
3) Figueroa JJ et al：Preventing and treating orthostatic hypotension：as easy as A, B, C. Cleve Clin J Med 77：298-306, 2010
42 1) McCarty DJ et al：Remitting seronegative symmetrical synovitis with pitting edema. RS3PE syndrome. JAMA 254：2736-2767, 1985
2) Dudler J et al：Polyarthritis and pitting oedema. Ann Rheum Dis 58：142-147, 1999
3) Salvarani C et al：Polymyalgia rheumatica and giant-cell arteritis. Lancet 372：234-245, 2008
4) Cantini F et al：Paraneoplastic remitting seronegative symmetrical synovitis with pitting edema. Clin Exp Rheumatol 17：741-744, 1999
43 1) Low PA et al：Postural tachycardia syndrome. Neurology 45：S19-25, 1995
2) Low PA et al：Postural tachycardia syndrome (POTS). J Cardiovasc Electrophysiol 20：352-358, 2009
44 1) Sanders RJ et al：Diagnosis of thoracic outlet syndrome. J Vasc Surg 46：601-604, 2007
2) Abe M et al：Diagnosis, treatment, and complications of thoracic outlet syndrome. J Orthop Sci 4：66-69, 1999
45 1) J Richards MJ：Kikuchi's disease. UpToDate ver.18.2
2) Golden MP et al：Extrapulmonary tuberculosis：an overview. Am Farm Physician 72：1761-1768, 2005
46 1) Galejs LE：Diagnosis and treatment of the acute scrotum. Am Fam Physician 59：817-824, 1999
2) Brenner JS et al：Causes of scrotal pain in children and adolescents. UpToDate ver.18.3
3) McCombe AW et al：Torsion of scrotal contents in children. Br J Urol 61：148-150, 1988
47 1) Sharp VJ et al：Prostatitis：diagnosis and treatment. Am Fam Physician 82：397-406, 2010
2) Alain M et al：Acute and chronic bacterial prostatitis. UpToDate ver.18.2
48 1) Masakado Y et al：Clinical neurophysiology in the diagnosis of peroneal nerve palsy. Keio J Med 57：84-89, 2008
2) Stewart JD：Foot drop：where, why and what to do? Pract Neurol 8：158-169, 2008
3) 建部将広 ほか：イラストでわかる整形外科診療．文光堂，194，2008

49 1) Aring AM et al : Evaluation and prevention of diabetic neuropathy. Am Fam Physician 71 : 2123-2130, 2005
2) Pfeiffer KJ et al : Diplopia and ptosis. Am Fam Physician 82 : 187-188, 2010
50 1) 小野友道：伝染性単核症と慢性活動性 EBウイルス感染症．皮膚科診療プラクティス1　皮膚感染症治療戦略．文光堂，157-163，1998
2) Bisno AL : Acute pharyngitis. N Engl J Med 344 : 205-211, 2001
3) Alcaide ML et al : Pharyngitis and epiglottitis. Infect Dis Clin N Am 21 : 449-469, 2007
4) Aronson MD et al : Infectious mononucleosis in adults and adolescents. UpToDate ver.18.2
5) Ebell MK : Epstein-Barr virus infectious mononucleosis. Am Fam Physician 70 : 1279-1290, 2004
51 1) Viera AJ : Management of carpal tunnel syndrome. Am Fam Physician 68 : 265-272, 2003
2) D'Arcy CA et al : The rational clinical examination. Does this patient have carpal tunnel syndrome ? JAMA 283 : 3110-3117, 2000
3) Fatami T et al : Carpal tunnel syndrome ; its natural history. Hand Surg 2 : 129-130, 1997
52 1) Grimard BH et al : Aortic Stenosis : Diagnosis and Treatment. Am Fam Physician 78 : 717-725, 2008
2) Carabello BA et al : Valvular heart disease. N Eng J Med 337 : 32-41, 1997
3) Etchells E et al : A bedside clinical prediction rule for detecting moderate or severe aortic stenosis. J Gen Intern Med 13 : 699-704 ,1998

3 視診で一発診断

53 1) Rothenberg HJ : The thinker' s sign. JAMA 184 : 902-903, 1963
2) Rebick G, Morin S : The thinker' s sign. CMAJ 179 : 611, 2008
54 1) Deborah SJ : Evaluation of the red eye. UpToDate. ver.18.3
2) Leibowitz HM : The red eye. NEJM 343 : 345-351, 2000.
55 1) Woodward TW et al : The painful shoulder : part II. acute and chronic disorders. Am Fam Physician 61 : 3291-3300, 2000
2) 永田高志：肩関節脱臼．治療 90 : 2675-2677, 2008
56 1) Delacrétaz E : Supraventricular Tachycardia. NEJM 354 : 1039-1051, 2006
2) Gürsoy S et al : Brief report the hemodynamic mechanism of pounding in the neck in atrioventricular nodal reentrant tachycardia. NEJM 327 : 772-774, 1992
57 1) Trojian TH et al : Dupuytren' s disease : diagnosis and treatment. Am Fam Physician 76 : 86-90, 2007
2) Chammas M et al : Dupuytren's disease, carpal tunnel syndrome, trigger finger, and diabetes mellitus. J Hand Surg 20 : 109-114, 1995
3) Hueston JT : The table top test. J Hand Surg 14 : 100-103, 1982
58 1) Fentiman IS et al : Male breast cancer. Lancet 367 : 595-604, 2006
2) Braunstein GD : Gynecomastia. N Eng J Med 357 : 1229-1237, 2007
59 1) 松本　強 ほか：視診でわかる身体の特徴．COPD Frontier 8 : 14-17, 2009
60 1) Wigley FM : Raynaud's phenomenon. N Eng J Med 347 : 1001-1008, 2002
2) Spencer-Green G : Outcomes in primary Raynaud phenomenon. A meta-analysis of the frequency, rates, and predictors of transition to secondary diseases. Arch Intern Med March 158 : 595-600, 1998
3) Wigley FM : Clinical manifestations and diagnosis of the Raynaud phenomenon. UpToDate ver.18.3
61 1) Ballas M et al : Bleeding and bruising : a diagnostic work-up. Am Fam Physician 77 : 1117-1124, 2008
2) 堺　則康 ほか：8. 下腿の紫斑をみたら　1) 紫斑の診かた．診断と治療 95 : 134-140, 2007
62 1) Klinkhoff A : Rheumatology : 5. diagnosis and management of inflammatory polyarthritis. CMAJ 162 : 1833-1838, 2000
2) Richie AM et al : Diagnostic approach to polyarticular joint pain. Am Fam Physician 68 : 1151-1160, 2003
63 1) 古川哲雄：Parkinsonismのななめ徴候．神経内科 25 : 11-13．1986
64 1) Shaikh S et al : Evaluation and management of herpes zoster ophthalmicus. Am Fam Physician 66 : 1723-1732, 2002
2) Opstelten W et al : Managing ophthalmic herpes zoster in primary care. BMJ 331 : 147-151, 2005
65 1) Johnson KA et al : Vitamin nutrition in older adults. Clin Geriatr Med 18 : 773-799, 2002
2) Mazzone A et al : Hypercarotenemia. NEJM 346 : 821, 2002
3) Lin JN : Yellow palms and soles in diabetes mellitus. NEJM 355 : 1486, 2006
66 1) Mounsey AL et al : Herpes zoster and postherpetic neuralgia : prevention and management. Am Fam Physician 72 : 1075-1080, 2005
2) Gilden DH et al : Preherpetic neuralgia. Neurology 41:1215-1218, 1991
67 1) Stulberg DL et al : Common bacterial skin infections. Am Fam Physician 66 : 119-124, 2002
2) 神﨑寛子：蜂窩織炎．皮膚科診療プラクティス1　皮膚感染症治療戦略．文光堂，30-34，1998
68 1) Alguire PC et al : Clinical evaluation of lower extremity chronic venous disease. UpToDate ver.18.1
2) Shamsham F et al : Essentials of the diagnosis of heart failure. Am Fam Physician 61 : 1319-1328, 2000
69 1) Fawcett RS et al : Nail abnormalities : clues to systemic disease. Am Fam Physician 69 : 1417-1424, 2004
2) 斉藤隆三：知っておきたい爪の形態異常．皮膚科診療プラクティス8　毛と爪のオフィスダーマトロジー．文光堂，140-148，1999

3) 川久保洋：爪の乾燥．皮膚科診療プラクティス16　乾癬にせまる．文光堂，221-223，2004
70 1) 佐々木香る：麦粒腫．眼科プラクティス28　眼感染症の謎を解く．文光堂，68-69，2009
2) Papier A et al：Differential diagnosis of the swollen red eyelid. Am Fam Physician 76：1815-1824, 2007
3) 眼科ケア 4：14，2005
71 1) 榛村重人：眼も日焼けする？　皮膚科診療プラクティス2　粘膜病変を診る．文光堂，178-180，1998
2) Azhar SS：Acute red eye. Am Fam Physician 76：857-858, 2007
72 1) Shiao CC et al：Purple urine bag syndrome：a community-based study and literature review. Nephrology 13：554-559, 2008
2) Vallejo-Manzur F et al：Purple urine bag syndrome. Am J Emerg Med 23：521-524, 2005
3) van Iersel M et al：Purple urine bag syndrome. Neth J Med 67：340-341, 2009
73 1) Mahmood AR et al：Diagnosis and management of the acute red eye. Emerg Med Clin N Am 26：35-55, 2008
2) Leibowitz HM：The red eye. NEJM 343：345-351, 2000
74 1) Shojania KG：Erythema nodosum. UpToDate ver.18.1
2) Schwartz RA et al：Erythema nodosum：a sign of systemic disease. Am Fam Physician 75：695-700, 2007
75 1) Michael R：Bell' s palsy：Pathogenesis, clinical features, and diagnosis. UpToDate ver.18.1
2) Tiemstra JD et al：Bell's palsy：diagnosis and management. Am Fam Physician 76：997-1002, 2007
3) Quant EC et al：The benefits of steroids versus steroids plus antivirals for treatment of Bell' s palsy：a meta-analysis. BMJ 339：b3354, 2009
4) Michael R：Bell's palsy：pathogenesis, clinical features, and diagnosis. UpToDate ver. 18.1
76 1) 南雲正男：8章 口腔粘膜疾患．カラーアトラス 口腔外科の臨床．医歯薬出版，203-225，1985
2) Gonsalves WC et al：Common oral conditions in older persons. Am Fam Physician 78：845-852, 2008
3) Kauffman CA：Clinical manifestations of oropharyngeal and esophageal candidiasis. UpToDate ver.18.3
4) 日野治子：口腔粘膜の観察．皮膚疾患診療実践ガイド（第2版）．文光堂，80-86，2009
77 1) 宮地良樹：口唇びらんをみたら．皮膚科診療プラクティス13　発疹から病気がみえる．文光堂，103-107，1998
2) Keels MA et al：Herpetic gingivostomatitis in young children. UpToDate ver.18.2
3) Emmert DH：Treatment of common cutaneous herpes simplex virus infections. Am Fam Physician 61：1697-1704, 2000
4) 塩入重彰：びらん，潰瘍の対処法．皮膚科診療プラクティス2　粘膜病変を診る．文光堂，46-54，1998
78 1) 袖木　脩 ほか：Osgood-Schlatter病に対する手術的治療とリハビリテーション．臨床スポーツ医学 23：1045-1053，2006
2) Dixit S et al：Management of patellofemoral pain syndrome. Am Fam Physician 75：194-204, 2007
3) Cassas KJ et al：Childhood and adolescent sports-related overuse injuries. Am Fam Physician 73：1014-1022, 2006
79 1) Modlin JH：Clinical manifestations and diagnosis of enterovirus infections. UpToDate ver.18.2
80 1) 西山茂夫：手掌紅斑．皮膚病アトラス（第5版）．文光堂，238，2004
2) Goldberg E et al：Diagnostic approach to the patient with cirrhosis. UpToDate ver.18.2　2) Serrao R et al：Palmar erythema. Am J Clin Dermatol 8：347-356, 2007
3) Saario R et al：Palmar erythema in rheumatoid arthritis. Clin Rheumatol 4：449-451, 1985
81 1) 辻　学：皮膚転移性胃癌．皮膚科サブスペシャリティーシリーズ　1冊でわかる皮膚病理．文光堂，498-499，2010
2) Ishrat Hussain Dar et al：Sister Mary Joseph Nodule：a case report with review of literature. JRMS 14：385-387, 2009
3) Abu-Hilal M et al：Sister Mary Joseph and her nodule：historical and clinical perspective. Am J Med Sci 337：271-273, 2009
82 1) Matthew T et al：Balanoposthitis in children：epidemiology and pathogenesis. UpToDate ver.18.2
2) Huang CJ：Problems of the foreskin and glans penis. Clin Pediatr Emerg Med 10：56-59, 2009
83 1) Spicknall KE et al：Clubbing：an update on diagnosis, differential diagnosis, pathophysiology, and clinical relevance. J Am Acad Dermatol 52：1020-1028, 2005
2) Fawcett RS et al：Nail abnormalities：clues to systemic disease. Am Fam Physician 69：1417-1424, 2004
84 1) Chammas M et al：Dupuytren' s disease, carpal tunnel syndrome, trigger finger, and diabetes. J Hand Surg Am 20：109-114, 1995
2) Chambers RG Jr：Corticosteroid injections for trigger finger. Am Fam Physician 80：454, 2009
3) Rosenbloom AL et al：Diabetes mellitus, short stature and joint stiffness—a new syndrome. Clin Res 22：92A, 1974
85 1) Evrengül H et al：Bilateral diagonal earlobe crease and coronary artery disease：a significant association. Dermatology 209：271-275, 2004
2) Pasternac A et al：Predictive value of the ear-crease sign in coronary artery disease. Can Med Assoc J 126：645-649, 1982
3) Petrakis NL：Earlobe crease in women：evaluation of reproductive factors, alcohol use, and Quetelet index and relation to atherosclerotic disease. Am J Med 99：356-361, 1995

86 1) 樋口富士男 ほか：Cimetidineが効を奏した石灰沈着症：整形外科46：1549-1554, 1995
2) Burbank KM et al：Chronic shoulder pain：part Ⅰ. evaluation and diagnosis. Am Fam Physician 77：453-460, 2008
87 1) Wald ER：Retropharyngeal infections in children. UpToDate ver.18.3
2) Pease J et al：Unusual case of pharyngitis. Am Fam Physician 82：1523-1525, 2010
88 1) 岩尾憲夫：急性腹症のCT検査．腹部救急対応マニュアル．文光堂，44-59，2011
2) Bjork KJ et al：Obturator hernia. Surg Gynecol Obstet 167：217-222, 1988
3) Lo CY et al：Obturator hernia presenting as small bowel obstruction. Am J Surg 167：396-398, 1994
4) Hannington-Kiff JG：Absent thigh adductor reflex in obturator hernia. Lancet 1：180, 1980
89 1) Liebman PR et al：Hepatic-portal venous gas in adults：etiology, pathophysiology and clinical significance. Ann Surg 187：281-287, 1978
2) Peloponissios N et al：Hepatic portal gas in adults：review of the literature and presentation of a consecutive series of 11 cases. Arch Surg 138：1367-1370, 2003
3) Evennett NJ et al：Systematic review and pooled estimates for the diagnostic accuracy of serological markers for intestinal ischemia. World J Surg 22：1374-1383, 2009
90 1) 米山彰子 ほか：偽性血小板減少症と真の血小板減少との鑑別．日本臨床 61：569-574, 2003
91 1) Wu J et al：Orthopedic pitfalls in the ED：pediatric supracondylar humerus fractures. Am J Emerg Med 20：544-550, 2002
92 1) Siva C et al：Diagnosing acute monoarthritis in adults：a practical approach for the family physician. Am Fam Physician 68：83-90, 2003
2) Dore RK：The gout diagnosis. Cleveland Clinic Journal of Medicine 75：S17-21, 2008
93 1) Weller DF：Diseases with eosinophilic involvement of specific organs. UpToDate ver.18.2
2) Roufosse F et al：Clinical manifestations, pathophysiology, and diagnosis of the hypereosinophilic syndromes. UpToDate ver.18.2
3) 菊田暁子 ほか：Nonepisodic angioedema associated with eosinophilia. 皮膚病診療 27：377-380, 2005
94 1) Michael L et al：Digitalis (cardiac glycoside) poisoning. UpToDate ver.18.3
2) Rathore SS et al：Association of serum digoxin concentration and outcomes in patients with heart failure. JAMA 289：871-878, 2003
95 1) Hooton TM：Clinical manifestations；diagnosis；and treatment of acute pyelonephritis. UpToDate ver.18.3
2) Ramakrishnan K et al：Diagnosis and management of acute pyelonephritis in adults. Am Fam Physician 71：933-942, 2005
3) Bent S et al：Does this woman have an acute uncomplicated urinary tract infection? JAMA 287：2701-2710, 2002
96 1) 小林良充：成長期スポーツ選手の腰椎分離症の早期診断―その決め手となるポイント．臨床スポーツ医学 25：1353-1358，2008
2) Cassas KJ et al：Childhood and adolescent sports-related overuse injuries. Am Fam Physician 73：1014-1022, 2006
3) Bernstein RM et al：Evaluation of back pain in children and adolescents. Am Fam Physician 76：1669-1676, 2007
4) Nigrovic PA：Back pain in children and adolescents：overview of causes. UpToDate ver.18.2
97 1) 齊藤太一：腰椎疾患の単純X線像読影上のポイント．整形外科Knack & Pitfalls 脊椎外科の要点と盲点：胸腰椎．文光堂，35-39，2006
2) Kinkade S：Evaluation and Treatment of acute low back pain. Am Fam Physician 75：1181-1192, 2007
3) Lumbar spinal stenosis：Pathophysiology, clinical features, and diagnosis. UpToDate ver.18.2
4) Kalichman L et al：Diagnosis and conservative management of degenerative lumbar spondylolisthesis. Eur Spine J 17：327-335, 2008
98 1) Aouba A et al：Crowned dens syndrome. J Bone Joint Surg 89：2732-2736, 2007
2) Aouba A et al：Crowned dens syndrome misdiagnosed as polymyalgia rheumatica, giant cell arteritis, meningitis or spondylitis：an analysis of eight cases. Rheumatology 43：1508-1512, 2004
99 1) Marshall MK：Clinical manifestations, diagnosis, and natural history of primary biliary cirrhosis. UpToDate ver.18.3
2) Roche SP et al：Jaundice in the adult patient. Am Fam Physician 69：299-304, 2004
3) 難病情報センター：原発性胆汁性肝硬変（PBC） http://www.nanbyou.or.jp/sikkan/029.htm
100 1) 星 亨：単純性股関節炎．最新整形外科学大系16 骨盤・股関節．中山書店，250-252，2006
2) Hart JJ：Transient synovitis of the hip in children. Am Fam Physician 54：1587-1591, 1595-1596, 1996
3) Nigrovic PA：Overview of hip pain in children. UpToDate ver.18.3
4) Wood D et al：The flexion-adduction test：an early sign of hip disease. J Pediatr Orthop B 10：180-185, 2001
5) Caird MS et al：Factors distinguishing septic arthritis from transient synovitis of the hip in children. A prospective study. J Bone Joint Surg Am 88：1251-1257, 2006

◉索引

※太字は用語の主要解説があるページ

欧文索引

A

analytic reasoning　2
anchoring heuristics　5
anterior humeral line　111
auscultatory percussion　51, 52
availability heuristics　5

B

blue dot sign　63
Bouchard 結節　81
BPPV　**40**

C

CDS　**118**
Chilaiditi 症候群　23
Churg-Strauss 症候群　113
claw hand　54
cognitive continuum theory　4
cognitive disposition to respond　5
confirmation bias　5
convulsive syncope　24
crowing rooster maneuver　22
crowned dens syndrome　**118**
CVA 叩打痛　115

D

Dahl's sign　71
Dix-Hallpike 法　40
dual-process theory　2
Dupuytren 拘縮　**75**

E

earlobe crease　105
epaulet sign　73
Epley 法　40

F

Fitz-Hugh-Curtis 症候群　115
flexion-adduction test　120
frog sign　74

H

Hannington-Kiff 徴候　108
Heberden 結節　**81**
HIV 感染症　62
Hoover's sign　48
horizontal arm traction　22
Howship-Romberg 徴候　108
Hutchinson's sign　83
hypothetico-deductive reasoning　3

I・M

illness script　3, 6
Milch 法　73
Modified Centor Score　19
Morley 試験　60

N・O

non-analytic reasoning　2
non-tuberculous mycobacteriosis　61
NSAIDs アレルギー　39
NSAIDs 不耐症　**39**
NTM　61
Osgood-Schlatter 病　**98**

P

pattern matching　3
Phalen 徴候　68
Pisa 徴候　**82**
pit recovery time　49
PNDS　20
posterior fat pad sign　111
prayer sign　104
precordial catch syndrome　**18**
psoas sign　120
PSVT　**74**
pupil sparing　66

R

Ramsay-Hunt 症候群　95
red eye　72, 92
representative heuristics　5
Roth-Bernhardt 症候群　**53**
RS3PE　**58**

S

Schamroth 徴候　103
shudder　70
Simmonds-Thompson 試験　13
Sister Mary Joseph 結節　**101**
SLR 試験　53, 65
steppage gait　65
Stevens-Johnson 症候群　97
Stimson 法　73

T

table top test　75
Terry's nail　**88**
Texidor's twinge　**18**
thinker's sign　71
Thomsen 試験　56
Tietze syndrome　23
Tinel 徴候　55, 65, 68
trigger zone　25

U・V・W

UACS　**20, 43**
Volkmann 拘縮　111
Wright 試験　60

和文索引

あ

亜急性壊死性リンパ節炎　**62**
アキレス腱断裂　**13**
アクロチアノーゼ　79
アスピリン不耐症　**39**
圧迫試験　55
アデノウイルス感染症　19
アナフィラクトイド紫斑　26, 80
安静時振戦　29

い

異型リンパ球　62
萎縮(紅斑)性カンジダ症　96
萎縮性膣炎　**42**
椅子試験　56
1秒率　77
1秒量　77
咽後膿瘍　43, **107**

う

うっ血性紫斑　80
うっ滞性皮膚炎　**87**
運動時振戦　29

え・お

壊死性筋膜炎　86
エンテロウイルス感染症　19
黄疸　84

か

臥位高血圧　57
外傷性関節炎　10, 112
外側大腿皮神経痛　**53**
過活動膀胱　32
過活動膀胱様　42
過換気症候群　45
顎関節症　25
確証バイアス　5
鵞口瘡　**96**
下肢伸展挙上試験　53
下垂足　65
仮説演繹法　3
片脚立ち腰椎伸展テスト　116
肩関節前方脱臼　**73**
化膿性関節炎　10, 106, 112
化膿性股関節炎　121
過敏性腸症候群　34
貨幣状湿疹　87
眼瞼浮腫　35, 39
関節リウマチ　31, 58, 81
乾癬性関節炎　81
感染性腸炎　17
嵌頓包茎　102
癌の転移　47, 118
柑皮症　**84**

眼部帯状疱疹　**83**

き

気管支喘息　43, 48
気管短縮　77
菊池病　**62**
偽性血小板減少症　**110**
偽痛風　**112**, 118
亀頭包皮炎　**102**
企図振戦　29
機能性胃腸症　34
機能性雑音　70
偽膜性カンジダ症　**96**
急性 HIV 感染症　67
急性冠疾患　23
急性結膜炎　39
急性喉頭蓋炎　107
急性細菌性前立腺炎　**64**
急性細菌性副鼻腔炎　**28**
急性出血性結膜炎　72
急性出血性直腸潰瘍　17
急性腎盂腎炎　**115**
急性前立腺炎　33
急性膀胱炎　64
胸郭出口症候群　**60**
虚血性心疾患　**105**
虚血性腸炎　**16**
ギヨン管症候群　55
起立性低血圧　24, 36, **57**
緊張型頭痛　12
筋肉痛　23

く

屈筋腱狭窄性腱鞘炎　**104**
群発頭痛　25

け

経験則　3, 5
脛骨粗面骨端炎　98
憩室炎　115
憩室出血　17
軽症胃腸炎関連痙攣　**27**
頸静脈　74
頸部神経根症　55, 61, 69
鶏歩　65
血管炎型紫斑　**26**
血管性浮腫　**39**
血管迷走神経反射　57, 59
血小板減少性紫斑病　80
結節性紅斑　**93**
血栓性静脈炎　93
血尿　**14**
結膜下出血　**72**
結膜充血　72, 92
肩腱板断裂　106
肩章サイン　73
原発性胆汁性肝硬変　**119**
瞼裂斑　90

こ

高カロチン血症　**84**
後頸部リンパ節腫脹　67
硬結性紅斑　93
好酸球性血管浮腫　**113**
好酸球増加症候群　113
抗生物質関連性出血性腸炎　17
後鼻漏症候群　20
抗ミトコンドリア抗体　119
骨盤内炎症性疾患　115

さ

臍石　101
サイトメガロウイルス感染症　67
臍ヘルニア　101
猿手　68
三叉神経痛　**25**
霰粒腫　89

し

シェロング試験　57, 59
ジギタリス中毒　**114**
姿勢時振戦　29
肢端紫藍症　79
膝蓋下滑液包炎　98
膝蓋腱炎　98
膝窩部嚢腫　45
失神　24
紫斑型薬疹　**26**
尺骨神経麻痺　**54**
ジャンパー膝　98
重症肺炎　48
手根管症候群　**68**
手指関節拘縮　75, 104
手掌紅斑　**100**
上気道咳嗽症候群　**20, 43**
踵骨棘　50
上肢挙上負荷試験　60
小脳梗塞　41
小脈　70
上腕骨外顆骨折　11
上腕骨外側上顆炎　**56**
上腕骨顆上骨折　11, **111**
上腕骨近位部骨折　73
食後低血圧　**36**
食中毒　15
食道裂孔ヘルニア　17
食物アレルギー　15
女性化乳房　**76**
自律神経失調　57
腎盂腎炎　64
心気症　44
神経調節性失神　**24**
心室頻拍　74
深部静脈血栓症　49
心不全　48
蕁麻疹　15

す

水痘　99
髄膜炎　118
スコッチテリアの首輪　116
ステロイド紫斑　80

せ

正常圧水頭症　51
精巣挙筋反射　63
精巣上体炎　63
精巣捻転症　63
精巣付属器捻転症　**63**
正中神経圧迫試験　68
脊柱側彎症　82
脊椎炎　118
石灰沈着性腱板炎　**106**
接触性皮膚炎　39
前頸部リンパ節腫脹　19
全身性エリテマトーデス　31
前庭神経炎　41
前立腺肥大症　32, 33

そ

爪郭毛細血管　78
爪甲離床症　88
総腓骨神経麻痺　**65**
足底腱膜炎　**50**
側頭動脈炎　118

た

体位性頻脈症候群　**59**
帯状疱疹　23, 25, 33, **83**, **85**
大腿骨頸部骨折　**52**
大動脈弁狭窄症　**70**
代表性　5
短期記憶　3, 4
単純性股関節炎　**120**
胆道内ガス　109
丹毒　**86**
ダンピング症候群　36

ち

知覚異常性大腿神経痛　**53**
遅脈　70
肘内障　**11**
肘部管症候群　**54**

つ

椎間板ヘルニア　65
痛風　**10**, 112

て

手足口病　97, **99**
低アルブミン血症　49
テニス肘　**56**
点状陥凹　88
伝染性紅斑　**31**
伝染性単核球症　19, **67**

と

動眼神経麻痺　**66**
瞳孔回避　66
動作時振戦　29
糖尿病性外眼筋麻痺　**66**
投錨　5
兎眼　94

特発性血小板減少性紫斑病　26
突発性難聴　41
突発性発疹　**35**
呑気症　**34**

な

永山斑　35
中指伸展試験　56
斜め徴候　**82**

に

尿閉　14, **33**
尿路感染症　115
認知反応傾向　5

ね・の

熱性痙攣　**30**
脳血管性パーキンソニズム　37

は

バイアス　5
パーキンソン病　29, 37, **82**
白板症　96
麦粒腫　**89**
パターン認識　3
ばち指　**103**
パニック発作　**44**, 59
ばね指　**104**
馬尾症候群　33
バリウム虫垂炎　47
斑状丘疹性紅斑　35

ひ

非結核性抗酸菌症　61
肥厚性骨関節症　103
肘関節屈曲試験　55
ヒスタミン中毒　**15**
ヒトパルボウイルスB19　31
ヒューリスティクス　3, 5
広場恐怖　44
ピロリン酸カルシウム　112

ふ

腹腔鼠　69
複視　66
腹膜石　69
浮腫　**49**
プレーン徴候　63
フローマン徴候　55

へ

閉鎖孔ヘルニア　**108**
閉塞後利尿　14
閉塞性動脈硬化症　47
ベーカー嚢腫　45
ペルテス病　121
ヘルパンギーナ　97, 99
ヘルペス性歯肉口内炎　**97**
ベル麻痺　**94**
変形性肘関節症　54, 56
片頭痛　**12**
扁桃周囲膿瘍　107
扁平苔癬　96

ほ

蜂窩織炎　10, 39, 49, 86, 93
膀胱虚脱　14
包皮炎　**102**
発作性上室性頻拍　**74**
ボルンホルム病　**38**
本態性振戦　**29**

ま

慢性咳嗽　20
慢性硬膜下血腫　**51**
慢性骨盤痛症候群　**32**
慢性前立腺炎　**32**
慢性肥厚性カンジダ症　96
慢性閉塞性肺疾患　**48**, **71**

む・め

紫色尿バッグ症候群　**91**
メタ認知　5
メニエール病　41

も・や

毛様充血　72, 92
門脈内ガス血症　**109**
薬剤性パーキンソニズム　**37**

よ

腰椎すべり症　116
腰椎分離症　**116**
腰椎分離すべり症　116, 117
腰椎（変性）すべり症　**117**
腰部脊柱管狭窄症　**46**, 116
溶連菌感染症　**19**, 26, 67, 93
翼状片　**90**

り

リウマチ性多発筋痛症　58, 118
梨状筋症候群　47
流行性胸痛症　**38**
流行性筋痛症　**38**
利用可能性　5
良性乳児痙攣　27
良性発作性頭位めまい症　**40**
緑内障　**92**
リンパ浮腫　49

れ

レイノー現象　78
レイノー病　**78**
レミエール症候群　62

ろ・わ

老人性紫斑　**80**
老人性膣炎　**42**
肋軟骨炎　**22**
肋骨骨折　23
鷲手　54

検印省略

プライマリ・ケアの現場で役立つ
一発診断 100
一目で見ぬく診断の手がかり

定価（本体 4,600円＋税）

2011年 9 月29日　第1版　第 1 刷発行
2020年 9 月 4 日　　同　　第10刷発行

著　者　宮田（みやた）靖志（やすし）・中川（なかがわ）紘明（ひろあき）
発行者　浅井　麻紀
発行所　株式会社 文光堂
〒113-0033　東京都文京区本郷7-2-7
TEL　(03)3813-5478（営業）
　　　(03)3813-5411（編集）

印刷・製本：真興社

ISBN978-4-8306-1014-1　　Printed in Japan